かつてないほど頭が冴える！

睡眠と覚醒
最強の習慣

秋田大学医学部教授
三島和夫

The Best Habits of Success: Sleeping and Wakefulness

青春出版社

はじめに

仕事柄、一般の方々を対象にした講演をする機会を多くいただきます。

睡眠がいかに大事かをじっくり解説した後で、

「睡眠の大切さはよく分かりました。ただ忙しくて寝る暇がないので、5時間くらいでギュッと深くて質の良い睡眠をとれる方法があれば教えてください！」

といった質問を受けてガクッとすることがしばしばあります。

こういう問答をくり返しているうちに、**どうやら睡眠について間違った常識が広まって**

いるのではないかと気づいたのが、本書を執筆するきっかけでした。

過去50年以上にわたって、世界中の睡眠の研究者が短時間睡眠法を研究しましたが、すべて失敗しました。長い生物進化の中で、なぜ一見非生産的にも見える睡眠が、24時間の3分の1を占めているのでしょうか。不要なものであれば自然淘汰されているはずで、睡眠が必要不可欠であるからこそ生き残っているのです。

「24時間、戦えますか？」というキャッチフレーズが、昔流行りました。まだ「寝食を惜しんで働けば、給料も上がって良いことがある！」と、多くの日本人が幻想を抱けた時代でした。

しかし時代は大きく変わり、いま共感を覚える人は少ないでしょう。生産性、効率が問われ、質の高い睡眠なくして高いパフォーマンスは望めないと多くの人が体験的に気づいているからです。

眠っている間というのは、ただ「スイッチオフ」になっているわけではありません。
「脳と体を休める」

「成長ホルモンを分泌して骨や筋肉の成長を促す」

「免疫力を高める」

「ストレスを解消する」

「記憶を脳に刻み整理する」

など、脳や体に欠かせないメンテナンスをしているのです。


このメンテナンスがしっかりされると、「朝、スッキリ目が覚める」「頭が冴える」という質の高い「覚醒」がもたらされます。「睡眠」と「覚醒」は、一方が良ければもう一方も良くなる、逆に一方が悪ければもう一方も悪くなるという、切っても切れない関係にあるのです。

何時間眠ればこのメンテナンスがしっかりできるかは個人差が大きく、6時間で十分な人もいれば、9時間ないと足りない人もいます。これは体質ですから、良い悪いの問題ではありません。「9時間」の人は、8時間眠っても足りないのです（ご自身の必要睡眠時間をチェックする方法は本文で紹介しました）。

そして、**何度かに分けてではなく、一度にまとめて眠ることが大事です。**

しかしついつい私たちは目先の忙しさから、睡眠時間を削ることで時間を捻出しようとしてしまいます。やらなくてはいけないことや、やりたいことをやって余った時間で眠る生活だと、どうしても睡眠が犠牲になります。

睡眠負債がたまると、仕事や勉強の能率は上がらないし、中長期的には病気のリスクが高まるなど、損をすることになるのです。

「最初に、自分にとって必要な睡眠時間を確保する」ようにすると、質の高い睡眠をとれます。

短時間睡眠法などという非科学的な幻想は捨ててください。時計は0時から始まるように、**一日を「質の高い睡眠」から始める。自分にとって必要な睡眠を、まず一日の始めに確保する。ぜひ、そこからスタートしていただきたいと思います。**

本書で紹介している睡眠スキルを活用していただければ、あなたにとってベストな眠りを得ることができるはずです。

その上で、日中に最高のパフォーマンスを達成するための「覚醒力」を高めるスキルを実践しましょう。

睡眠に関する書籍はたくさんありますが、「睡眠」と「覚醒」をセットで扱っているものがほとんどありません。そこで、質の良い「睡眠」の重要性を踏まえつつ、ビジネスパーソンの最大の関心事である、しっかり「覚醒」するスキルをあわせてご紹介したいと考え、本書を執筆しました。

ぜひご活用ください。

三島和夫

目次

目次

2章 〝しつこい疲れ〟は睡眠が9割

3章　「質の高い睡眠」だけが脳に施す最高のメンテナンス　102

4章 「新しい常識」を味方につければパフォーマンスが上がる

5章 ベスト・コンディションに導く実践・睡眠スキル

6章 「覚醒」と「睡眠」の相乗効果《スパイラル》が生み出す最強の24時間

本文デザイン・DTP　佐藤　純（アスラン編集スタジオ）
カバー写真　Dean Drobot/Shutterstock

序章

「頭が冴える」は戦略的に作り出せる！

The Best Habits of Success：Sleeping and Wakefulness

「スッキリ目が覚める朝」と「頭が冴える日中」を手に入れる方法

私たちの一日の生活は「睡眠」と「覚醒」から成っています。

24時間のうち約3分の1が眠って休息している時間、約3分の2が起きて活動している時間で、睡眠と覚醒は常に一つのつながりの中にあります。一日の始まりを深夜0時とすると、通常、私たちはまず「眠る」ことから始め、やがて目覚めて活動し、また眠るというリズムをくり返していることになります。

「睡眠」と「覚醒」という二つの状態を作っているのは「脳」です。睡眠中の脳は休息しながら各種メンテナンスを行うため、覚醒中の脳は活気があって、活動に適した状態に体を導いていくのです。

睡眠と覚醒という、二つのバランスが良いと健康な体が維持されますが、バランスがくずれると、寝ても起きても冴えない体になってしまいます。

質の良い睡眠がとれないと、目覚めても頭がぼんやりして会議中にあくびが出たり、思考がぐるぐる停滞してパフォーマンスが上がらないまま時間だけが過ぎ、「疲れた……」という状態になってしまいます。

さらに睡眠不足が重なれば、しつこい眠気や疲労感に悩まされます。また、深夜の労働やスマートフォン、飲み過ぎなどによって、起きている時間のリズムが乱れると、睡眠の質も低下し、「どうやっても熟睡できない」という苦しみが生まれます。みなさんも、このあたりは実感があるのではないでしょうか。

このように睡眠と覚醒、夜と昼は常に表裏の関係にあり、互いに影響し合っています。

私たちはつい一面だけを見て対処しようとしますが、**夜眠れないときも、昼になぜか頭や体がシャキッとしないときも、昼夜の両面から原因を見極めて対処する必要があります。**

それが、睡眠力、覚醒力を共に高め、日中のパフォーマンスを上げる原点です。

睡眠と覚醒のリズムは体内時計が決めている

寝て、起きて、また眠る。私たちは、毎日あたりまえのようにくり返していますが、それは、一人ひとりの体に備わった「体内時計」が時を刻んでいるからです。

体内時計の大元である親時計は、脳の中にあります。非常に有能な時計です。朝、起きて活動を始めると、覚醒度を上げて仕事や家事をテキパキこなせるよう設定されています。一定の時間活動すれば眠くなり、しばらく眠ればまた目が覚めるのも、体内時計のなせる業です。

また、睡眠と覚醒それぞれの時間帯に応じて体温を調節したり、必要なホルモンを分泌できるよう各器官に働きかけるなど、体の円滑な働きをサポートしています。

実は、**起きているときの頭の冴え、つまり「覚醒」のレベルも、体内時計の働きによって一日じゅう刻々と変化しています。**

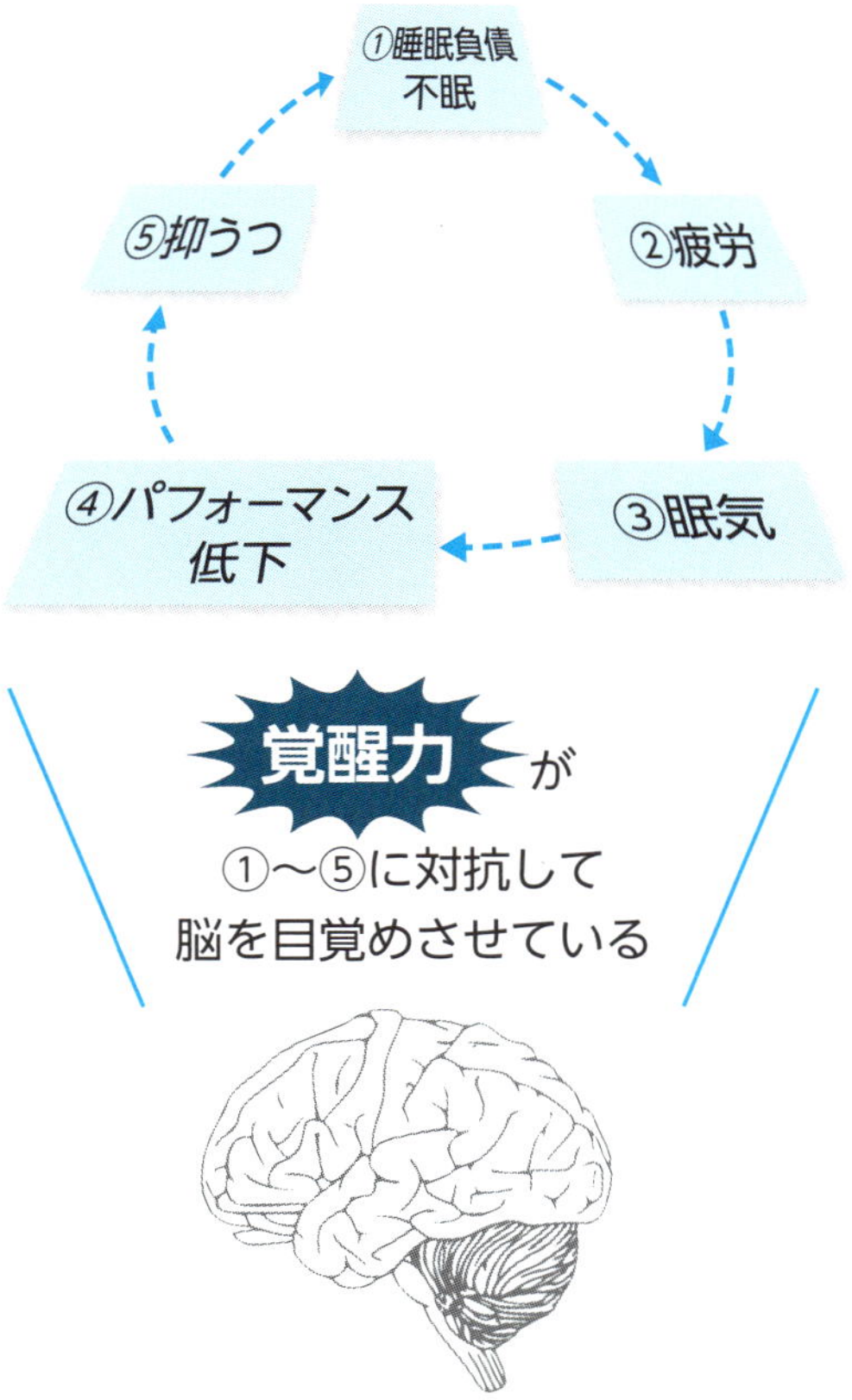
①睡眠負債
不眠
②疲労
③眠気
④パフォーマンス
低下
⑤抑うつ
覚醒力が
①〜⑤に対抗して
脳を目覚めさせている

私たちが日中起きている間、つまり覚醒中は、砂時計の砂が落ちて刻々と下にたまっていくように、時間の経過とともに眠気が強まります。そのまま強まるだけだと、夕方過ぎには満足に動けなくなってしまいます。ところが実際には、私たちは仕事の後で飲みに行ったりエクササイズをしたりと、アフター5もエンジョイしていますよね。これは、眠気に対抗して、体内時計が覚醒度を高めて脳を目覚めさせているからです。

この「体内時計による覚醒力」は、起床後から夕方過ぎにかけて時間を追うごとに強くなっていきます。そのため朝起きてから昼頃までは、覚醒度は右肩上がりにぐんぐん上昇し、高いレベルを維持します。ただし、午後の2時〜5時頃にはいったん下がり、眠くなる人もいます。いわゆる昼食後の「ポストランチディップ」と言われる時間帯です（このメカニズムはまだはっきりと分かっていません）。

これを過ぎると、「体内時計による覚醒力」によって覚醒度は再び高まり、**就寝時間の約5時間〜2時間前がピーク**になります。

この話をすると、「えっ、夕食後に覚醒度がピークになるとは意外ですね！」とよく驚か

24時間で覚醒度はこう推移する

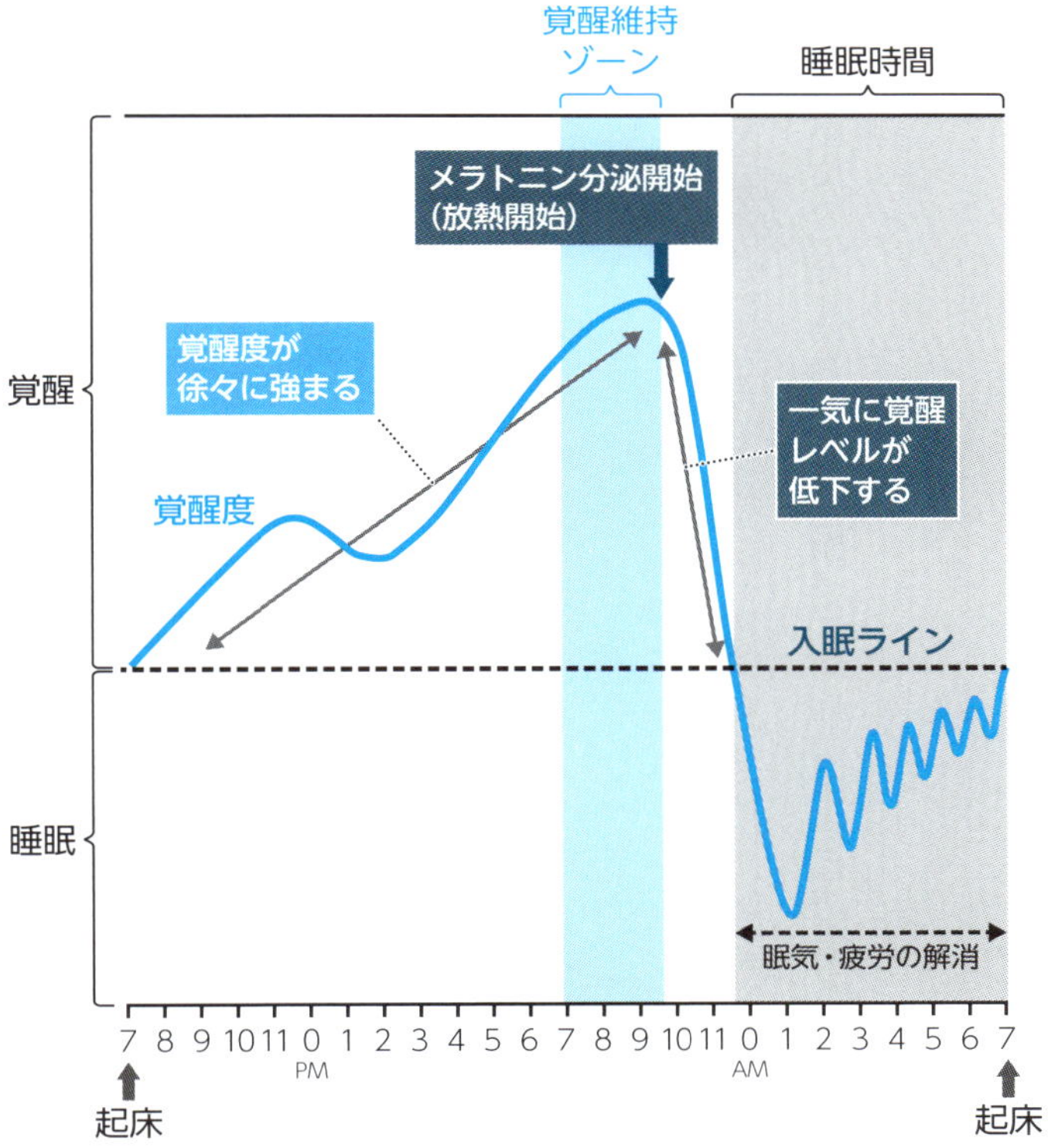

れますが、脳波上で見ると、それは明らかです。ただし**ピーク時を過ぎ、寝る1～2時間前になると覚醒度は急激に下がり、睡眠に向けて一気に落ちていきます。**

つまり、一日の中でも、非常に覚醒度の高い時間とそうでない時間があるのです。この一日の覚醒のパターンを知っていると、24時間のコンディショニングがしやすくなり、より冴えた頭で自分の能力を発揮できるように、タイムマネジメントができるでしょう（243ページの「どの時間帯に何をするのが効果的？」もご参照ください）。

扱いを雑にすると「体内時計」は乱れる

体内時計が面白いのは、徹夜をしたり睡眠が極端に少ないときでも、できるだけ毎日同じように時を刻み、睡眠と覚醒のリズムを維持しようとすることです。

その証拠に、徹夜明けでぼんやりした朝でも、午前中は昼に向かって覚醒度が上がり、午前10時頃にいったん眠気が少し和らぐときがあります。すると、なぜか「ハイな気分」になっておかしなことを口走るなど、ちょっと変な行動をとったりします。あなたも経験ありませんか？　これはもちろん一過性の覚醒にすぎません。「目が覚めた」と勘違いして、その後も起き続けていると、ひどい揺り戻しがきて、強い眠気に襲われるでしょう。

つまり、**体内時計の働きにも限界があるということです。寝ても寝なくても規則的に時を刻もうとしますが、持ち主が自分の体を雑に扱えば、時計もうまく働けなくなります。**

そして今、多くの人が、体内時計の働きを乱してしまっています。

早寝早起きが得意な人を「朝型」、宵っ張りで早起きが苦手な人を「夜型」といいますが、最近増えているのは、深夜までスマホやテレビを見て覚醒しているため、体内時計がどんどん夜型にズレてしまっている人たちです。睡眠不足が習慣になり、「いつも疲れていて、日中に覚醒できない」という問題が起こってくるのです。

「頭が冴えてる！」状態を意識的に作り出すスキル

「朝型」や「夜型」など、個人の睡眠リズムの決定には体内時計が大きく影響しています。

体内時計は、時計遺伝子から作られるタンパク質の働きによって機能しています。つまり、遺伝子の影響をダイレクトに受けています。**「朝型」や「夜型」は、遺伝的要素が強い「体**

質」なのです。

加えて、生活習慣の多様化や早朝あるいは深夜の仕事、夜勤などで、もともとの体質よりも朝や夜に時計がズレ込む現象が起こっています。すると、当然ながら、睡眠と覚醒のリズムが乱れ、それこそ「寝ても起きても調子が悪い状態」になってしまいます。

現時点で、「体のリズムが乱れている」と感じ、手立てを探している方もいらっしゃるでしょう。

大丈夫です。気づいたときから、すぐに調整は始められます。

睡眠不足↓日中に眠気や疲労感がある↓覚醒できずパフォーマンスが下がりっぱなし

こうした悪循環を断ち切るには、まず「睡眠スキル」を身につけ、

質の高い睡眠をとる↓朝起きたらしっかり覚醒し、高パフォーマンスを維持する

という流れを作ればいいのです。

さらに本書では、起きている時間の覚醒度を意識的に高め、より活動的で快適な一日をつくるための「覚醒スキル」もご紹介します。

具体的なやり方は後で詳しく解説しますが、

- **朝からお昼過ぎにかけて目に入れる光の量**
- **コーヒーやお茶などによるカフェインの使い方**
- **休憩の取り方**

など、日常生活の中でできる小さな習慣で、覚醒レベルはもっと上げられます。特別なことをしなくても、戦略的に目覚めのスイッチを入れることで、覚醒度を確実に引き上げ、ビジネスや勉強、スポーツなどの現場で最大限の力を発揮できる「冴えた頭と体」を生み出せるのです。

さらに、覚醒度が上がる時間帯を意識して暮らし、「いつどんな作業をするか？」を最適化していくと、あなたの毎日がよりいっそう活気づいていきます。

24時間の覚醒レベルの変動には多少の個人差がありますが、**「頭が一番冴えている時間」に、今一番大事な仕事や、創造性を発揮したいクリエイティブな作業を充てるなど、ちょっとした工夫で、より高いパフォーマンス、より良い結果につなげられます。自分にとっての「最適時間」を有効に活用できるようになるのです。**

本書は、あなたの睡眠力、覚醒力を可能な限り高め、最高のパフォーマンスに到達するためのお手伝いをします。特に次のような方に、おすすめします。

- 眠れてはいるけど、もう何年も「朝、スッキリ目が覚めた」ことがない人
- 朝、起きたときから「肩が凝っている」「腰が痛い」「頭が重い」という人
- 「以前はもっと頭がクリアに冴えてたなぁ」と思うことがある人
- 健康に気をつけているが、食事や運動ばかりに気を取られ、睡眠はノーマークだった人
- 激務が続き、日中に眠気や疲れがあるのが当たり前になっている人
- 自分なりに睡眠に気をつけているが、もっと質の良い睡眠をとって日中のパフォーマンスを上げたい人

さまざまな場で活躍するみなさんが、これまでの睡眠や生活習慣を見直し、これを機に「かつてないほど頭が冴える！」という感覚を、何度でも意識的に作り出せるようになることを願っています。

今の「疲労蓄積度」をチェック！

さて、今あなたは「疲れ」や「眠気」を感じていますか？　起きている時間に、しっかり覚醒できているでしょうか？

まずは、簡単なチェックリストで、今の「疲労蓄積度」を自己診断してみましょう。日頃の疲労レベルを知ることで、睡眠と覚醒のリズムの乱れも分かります。

このリストは、厚生労働省によりビジネスパーソン向けに作られたもので、リスト1では「自覚症状」に関する13項目、リスト2では、「勤務状況」に関する7項目にチェックを入れ、その結果から、今の仕事による負担度を総合的に判断します。

判定の結果、点数が高い人ほどパフォーマンスが低下しやすいことや、生活習慣病の罹《り》患《かん》率や事故のリスクが高まることなどが証明されています。

特に仕事をしていない人は、家事などに置き換えてリスト2をお試しください。合計点が高いほど「疲労がたまっている」と判断できます。疲労度は簡単に数値化できるものではありませんが、このリストで自分の疲労レベルを知ることが対策のスタートです。

なお、このリストには「家族による労働者の疲労蓄積度チェックリスト」というバージョンもあります。「最近疲れているようだ」など、気になる様子があるご家族がいらしたら、ぜひお試しください。

どちらもネット上でも回答でき、回答後すぐに「総合判定」が表示されます。

(http://www.jaish.gr.jp/td_chk/tdchk_menu.html)

労働者の疲労蓄積度自己診断チェックリスト

記入年月日　　年　　月　　日

1. 最近1カ月間の自覚症状について、各質問に対し最も当てはまる項目の□に✓を付けてください。

1. イライラする	□ほとんどない（0）	□時々ある（1）	□よくある（3）
2. 不安だ	□ほとんどない（0）	□時々ある（1）	□よくある（3）
3. 落ち着かない	□ほとんどない（0）	□時々ある（1）	□よくある（3）
4. ゆううつだ	□ほとんどない（0）	□時々ある（1）	□よくある（3）
5. よく眠れない	□ほとんどない（0）	□時々ある（1）	□よくある（3）
6. 体の調子が悪い	□ほとんどない（0）	□時々ある（1）	□よくある（3）
7. 物事に集中できない	□ほとんどない（0）	□時々ある（1）	□よくある（3）
8. することに間違いが多い	□ほとんどない（0）	□時々ある（1）	□よくある（3）
9. 仕事中、強い眠気に襲われる	□ほとんどない（0）	□時々ある（1）	□よくある（3）
10. やる気が出ない	□ほとんどない（0）	□時々ある（1）	□よくある（3）
11. へとへとだ（運動後を除く）	□ほとんどない（0）	□時々ある（1）	□よくある（3）
12. 朝、起きた時、ぐったりした疲れを感じる	□ほとんどない（0）	□時々ある（1）	□よくある（3）
13. 以前とくらべて、疲れやすい	□ほとんどない（0）	□時々ある（1）	□よくある（3）

〈自覚症状の評価〉各々の答えの（　）内の数字を全て加算してください。

合計□点

Ⅰ	Ⅱ	Ⅲ	Ⅳ
0〜3点	4〜7点	8〜14点	15点以上

厚生労働省ホームページより

2. 最近1か月間の勤務の状況について、各質問に対し最も当てはまる項目の□に✓を付けてください。

1. 1か月の時間外労働	□ない又は適当（0）	□多い（1）	□非常に多い（3）
2. 不規則な勤務（予定の変更、突然の仕事）	□少ない（0）	□多い（1）	―
3. 出張に伴う負担（頻度・拘束時間・時差など）	□ない又は小さい（0）	□大きい（1）	―
4. 深夜勤務に伴う負担（★1）	□ない又は小さい（0）	□大きい（1）	□非常に大きい（3）
5. 休憩・仮眠の時間数及び施設	□適切である（0）	□不適切である（1）	―
6. 仕事についての精神的負担	□小さい（0）	□大きい（1）	□非常に大きい（3）
7. 仕事についての身体的負担（★2）	□小さい（0）	□大きい（1）	□非常に大きい（3）

★1：深夜勤務の頻度や時間数などから総合的に判断してください。深夜勤務は、深夜時間帯（午後10時～午前5時）の一部または全部を含む勤務をいいます。

★2：肉体的作業や寒冷・暑熱作業などの身体的な面での負担。

〈勤務の状況の評価〉各々の答えの（　）内の数字を全て加算してください。　合計□点

A	0～2点	B	3～5点	C	6～8点	D	9点以上

※このチェックリストは疲労の蓄積を自覚症状と仕事の側面から評価し、その負担度を見ています。

3. 総合判定

次の表を用い、自覚症状、勤務の状況の評価から、あなたの仕事による負担度の点数（0～7）を求めてください。

【仕事による負担度点数表】

		勤務の状況			
		A	B	C	D
自覚症状	Ⅰ	0	0	2	4
	Ⅱ	0	1	3	5
	Ⅲ	0	2	4	6
	Ⅳ	1	3	5	7

※ 糖尿病や高血圧症等の疾病がある方の場合は判定が正しく行われない可能性があります。

➡あなたの仕事による負担度の点数は：□点（0～7）

	点数	仕事による負担度
判定	0～1	低いと考えられる
	2～3	やや高いと考えられる
	4～5	高いと考えられる
	6～7	非常に高いと考えられる

4．疲労蓄積予防のための対策

あなたの仕事による負担度はいかがでしたか？

本チェックリストでは、健康障害防止の視点から、これまでの医学研究の結果などに基づいて、仕事による負担度が判定できます。

負担度の点数が2〜7の人は、疲労が蓄積されている可能性があり、チェックリストの2に掲載されている〝勤務の状況〟の項目（点数が1または3である項目）の改善が必要です。

個人の裁量で改善可能な項目については自分でそれらの項目の改善を行ってください。個人の裁量で改善不可能な項目については、上司や産業医等に相談して、勤務の状況を改善するように努力してください。

なお、仕事以外のライフスタイルに原因があって自覚症状が多い場合も見受けられますので、睡眠や休養などを見直すことも大切なことです。

疲労を蓄積させないためには、負担を減らし、一方で睡眠・休養をしっかり取る必要があります。労働時間の短縮は、仕事による負担を減らすと同時に、睡眠・休養を取りやすくするので、効果的な疲労蓄積の予防法のひとつと考えられています。あなたの時間外労働時間が月45時間を超えていれば、ぜひ、労働時間の短縮を検討してください。

【参考】時間外労働と脳血管疾患・虚血性心疾患との関連について

時間外労働は、仕事による負荷を大きくするだけでなく、睡眠・休養の機会を減少させるので、疲労蓄積の重要な原因のひとつと考えられています。

医学的知見をもとに推定した、時間外労働時間（1週当たり40時間を超える部分）と脳出血などの脳血管疾患や心筋梗塞などの虚血性心疾患の発症などの健康障害のリスクとの関連性を左表に示しますので参考にしてください。

31ページのチェックリストで仕事による負担度が低くても時間外労働時間が長い場合には注意が必要です。

時間外労働時間	月45時間以内	時間の増加とともに健康障害のリスクは徐々に高まる	月100時間または2～6か月平均で月80時間を超える
健康障害のリスク	低い	↓	高い

1章

一流ほど睡眠にこだわる理由

眠り方を誤ると、体も心も疲れやすくなる

チェックリストの結果は、いかがでしたか?

点数が高かった人、かなり疲れていますね。

点数が低かった人も、決して安心できません。

疲れの感じ方は千差万別で、敏感な人もそうでない人もいるため、気づかないうちにたまった疲労が、あるとき思いがけない形で姿を表すこともあります。

「ついカッとなって部下を怒鳴りつけてしまった。普段、そんなことはしないのに……」

「このところ、やることなすこと裏目に出て、沈みがち」

こうした気分の浮き沈みも、実は疲れと切り離せない関係にあります。そして、いま日本人を脅かしている「睡眠の問題」が、疲れと深く関わっています。

のちほど詳しく触れますが、「睡眠負債、疲労、うつ」は、切っても切れない関係で、根

底でがっしりと固く結びついています。

睡眠負債がたまっている人は疲れもたまっているし、よく眠って疲れを解消しないと心も元気をなくしてうつうつとした気分になります。「自分は疲れている」という自覚がなくても、睡眠不足が続けば体も心も徐々に蝕《むしば》まれ、やがて明らかな不調が表れるでしょう。睡眠の質が下がれば、朝起きてもしっかり覚醒できず、パフォーマンスも下がる一方です。

リスクを回避するには、まず気づくことです。

冒頭で「疲労蓄積度」を自己診断していただいたのは、個々の体や働き方を観察する一方、「疲れ」の表れ方の多様さや、その背景にさまざまな要因がからんでいることをまずお伝えしたかったからです。

そこで、改めて、リスト1の「自覚症状」の13項目にご注目ください。

「1 イライラする」「2 不安だ」「3 落ち着かない」「4 ゆううつだ」……この前半の4項目に共通することは何でしょう?

そう、気分に表れる疲れの症状ですね。

さらに、**「5 よく眠れない」「9 仕事中、強い眠気に襲われる」「12 朝、起きた時、ぐっ**

たりした疲れを感じる」の3項目が睡眠に関する問題です。**「7 物事に集中できない」**と**「10 やる気が出ない」**では意欲、**「8 することに間違いが多い」**は集中力の有無、**「6 体の調子が悪い」「11 へとへとだ（運動後を除く）」「13 以前とくらべて、疲れやすい」**の3項目で、体の症状をチェックします。

「へとへと感」や「疲れやすさ」は、一般に考えられるストレートな疲れの症状ですが、その感じ方にはやはり個人差があります。疲れるとすぐ感情が表に出てカッとなりやすい人、急に弱気になったり、やる気がガクッと減退してしまう人などさまざまなので、多面的に見て対策する必要があるのです。

本書では、特に「睡眠」と「覚醒（日中のパフォーマンス）」のつながりに焦点を当てながら、疲れる理由や対処法をじっくり探っていきたいと思います。

朝から疲れている人は睡眠習慣を見直そう

朝、目覚めたときから爽快で「よく眠れた」という充足感があれば、仕事も、家事も高いパフォーマンスを維持でき、健康を実感できるでしょう。ところが現実は……。

「朝からダルくて、常に睡眠不足感がある」

「いくら寝ても、疲れが抜けず体が重たい」

「睡眠時間は十分なのに、熟睡できた感じがしない」

「夜中に何度も目が覚めて、睡眠がとぎれてしまう」

など、睡眠の不満を訴える方は後を絶ちません。

「もう何年も、爽やかな朝を迎えていない気がする……」

そんな悲痛な声も聞こえてきますが、あなたは今、睡眠に満足できていますか？


テレビ番組の収録や新聞社の取材などで、メディア関係の方々と接すると、仕事柄、みなさん睡眠不足や不規則勤務などによる疲労の悩みを抱えていらっしゃいます。

「オンエア直後、深夜に帰宅すると、体はヘトヘトなのに頭がへんに冴えちゃう」

「取材先の予定に合わせて夕方から寝たり、夜中に起きたりと生活が不規則で、いつも疲れが抜けないんです……」

と悩みを打ち明けられることも少なくありません。睡眠と疲労は、まさに切実な問題なのです。

就業時間や通勤時間の関係で、睡眠を削らざるをえない人は、業種にかかわらず大勢いらっしゃるでしょう。かく言う私自身も、海外の研究者とのWeb会議などのために早朝4時頃に起きるなど、睡眠が不規則にならざるをえないこともあります。社会生活を営んでいる以上、相手の都合で睡眠を削られてしまう事情はよく分かります。

厚生労働省の調べでは、今や5人に1人が睡眠の不満や悩みを抱え、睡眠による休息がきちんととれていないと感じているといいます。また、日本人の3人に1人が不眠症状を持ち、10人に1人はそのために日中の不調（不眠症の診断基準に当てはまります）があるともいわれています。

「睡眠負債」というワードは、すでに耳慣れてきた感がありますが、これこそ、いま私たちの身に迫っている国民的な問題です。読んで字のごとく、日々の睡眠不足がまるで借金のように積み上がり、心身を蝕むほどにふくれ上がってしまう状態です。

睡眠負債が怖いのは、少し借りたつもりでも、あたかも「法定外の高い金利」でふくれ上がる借金だということ。時間経過と共に膨大な量になり、やがては債務超過に至ります。**単なる睡眠不足ではすまなくなり、深刻な睡眠障害や、うつ病、がん、血管系疾患などの、重篤な病のリスクも高まっていきます。**

体調がすぐれないと生活の質も全体的に下がってしまい、意欲、集中力、さらには記憶力、理解力、計算力、判断力といった認知機能も共に落ち込み、仕事上のミスが増えたり、居眠り運転によるとんでもない事故を引き起こすなど、悪循環は止まらなくなります。早く気づいて返済を始めないかぎり、リスクはふくらむ一方です。

ところが、睡眠負債の蓄積は、ぎりぎりまで気づきにくいのが厄介なのです。

においと同じで、睡眠不足は自分では分からなくなる

決して脅かすつもりはありませんが、今、働き盛りの日本のビジネスパーソンで「睡眠負債ゼロ」という人は、まずほとんどいないといっていいでしょう。

私たちの調査でも、60歳以下の働く世代の多くが「睡眠で十分な休養をとれていない」

という自覚を持っていることが分かりました。通勤電車で座っている人を観察すれば、スマホを見ている人以外では、寝ている人が目立ちます。そんな状況からも、彼ら彼女らの「疲れ」は一目瞭然です。

睡眠が満たされない背景には、長時間労働や近年の生活スタイルの変化がありますが、少し寝足りない程度なら無理がきくことも、むしろ負債がたまる一因です。

「睡眠不足」による典型的な症状といえば、まず「倦怠感」です。どこがどうとは表現しがたいけれど、体がダルくてやる気が起きず、いつもしっかり覚醒できない状態。蒸し暑い夏場などは、目覚めた直後からダルさを感じることもあるでしょう。

その「シャキッとしない目覚め感」がしばらく続いているなら、すでに睡眠と覚醒のリズムが乱れ、睡眠負債がたまりつつある危険性が高いでしょう。

ところが、日常的にダルい状態が続くと、だんだんそれに慣れてしまい、忙しい人ほど「まぁ少しくらい睡眠不足でも、平日は皆こんなもんだろう」

「とりあえず5〜6時間は寝てるから、乗り切れる」

とやり過ごしてしまいがちです。しかも、睡眠不足が癖になると眠気そのものを自覚しづらくなるため、そのまま延々と時間がすぎてしまうわけです。少し臭い部屋に入っても、すぐに慣れてしまって、分からなくなりますよね。それと同じように、毎日眠いと睡眠不足も感知できなくなるのです。

また、「少し寝足りない」感じがあっても「何とかなる」のは本当で、朝起きるのはしんどくても、いったん起き上がって動き出すと、それなりに仕事もこなせるので、忙しい毎日の中ではなかなか「何とかしよう」とは思えなくなります。

でも、それが後で大きなツケとなって返ってくるのです。

週末の寝だめは「毎週末、アジア旅行」と同じ

手っ取り早い対策として、「週末の寝だめ」や「日中の仮眠」という逃げ道もあります。

「平日は6時間寝るのがやっと。だから土日はいつもより2時間くらい遅く起きる。寝だめが休日の楽しみです」

「帰りの電車で寝たり、ランチの後や日中の移動の電車で仮眠をとっています」

――多くの方がやっている睡眠不足対策ですが、実はこれ、疲れた体に鞭打《むち》つような行為です。**不規則な眠り方は体内時計を狂わせてしまうため、かえって体に負担をかけてしまうのです。**

休日、寝だめした直後は、「たっぷり寝た幸せな感覚」もあるし、平日のような眠気もないので、疲労も回復したように感じると思います。

しかし残念なことに、平日と休日の睡眠時間や起床時間に大きく差があると、まるで時差ぼけのようなことが起こります。**平日には安定していた体内時計が、週末の寝だめによって後ろにズレてしまうのです。**

そして週明けにはまた早く起きなければいけないわけですから、毎週末にパキスタンとかネパールなどのアジア旅行に出かけているようなものです。習慣になると、せっかく返済したローンもチャラになるほどのリスクを伴います。

また、日中の仮眠も、時間帯や長さなど、やり方を誤ると肝心の夜の睡眠に悪影響を及ぼします（くわしくは6章で説明します）。

いずれにしろ、「このままではマズイ」と気づかないかぎり、負債は減らせません。

すぐキレる、イライラする、落ち込む……感情の起伏に要注意

睡眠不足に気づく一番のポイントとして「倦怠感」を挙げましたが、「眠気」の有無や「あくび」も睡眠不足のセンサーであることは言うまでもありません。

眠気やあくび、だるさを感じなくても、動作、意欲、集中力などにいつもと違う異変があれば要注意です。

たとえば、

- 頭の回転がいつもより鈍い気がする。判断や決断に時間がかかる
- 作業に身が入らず、すぐ飽きてしまう
- キーボード入力のミスタッチが増えている
- 起きるのがつらくて遅刻が増えている
- 家事やエクササイズなど、毎朝のルーティンがいつもよりおっくう

・会議中にふと上の空になり、話が頭に入ってこないことが多い
・ふだんはしないようなミスや忘れ物が多くなった
・落ち着きがなくなり、タバコの本数が増えたり、コーヒーをがぶ飲みしてしまう
・包丁で手を切ったり、皿を落として割るなど、キッチンでの「うっかり」が増える

……これらは日中のパフォーマンスが明らかに下がっているサインです。

また、前述の通り、気分の変化も重要なセンサーで、イラだち、ムカつきなど、感情にムラが出るのは注意信号です。相手のささいな言動にムカッときたり、すぐ落ち込んだりするのは、睡眠不足の影響で脳の情動コントロール機能が低下するからです。

まさかと思うかもしれませんが、こうした脳の仕組みは科学的に実証され、**たった2〜3日程度の睡眠不足でも、情動のブレーキが利きづらくなることが分かっています。**放っておくとささいなことでキレるなど、ろくなことがありません。

体、心、行動面など、どれか一つでも「いつもとちょっと違う」異変を感じたら、これはもう「一日も早く睡眠習慣を見直しなさい」という体からのお知らせ、必死の警告にほかなりません。小さな変化も見逃さないでください。

危険運転致傷容疑で初の逮捕

「ついに、心配していたことが起こってしまった……！」

私たち睡眠医療の従事者が、一様にため息を漏らしたくなるニュースが飛び込んできたのは、２０１８年5月のことです。

「睡眠障害」で、全国初の逮捕者が出たのです。

「危険運転致傷の疑いで、東京都江戸川区の運送業の男（60）を逮捕！」

まだ記憶に新しい話題ですが、逮捕された容疑者は、２０１８年1月に軽ワゴン車を運転中に、睡眠障害が原因と見られる居眠りをして男性をはね、全治約6カ月の重傷を負わせています。報道によると、２０１４年以降、19件の交通事故を起こし、そのうち7件は人身事故とのこと。これまでに3度も免許停止処分を受けていたそうで、かなり悪質です。

刑罰のある「危険運転致傷罪」は、従来なら飲酒運転による死亡事故というイメージがありましたが、今回は「睡眠障害」が適用されたことで、医療関係者の耳目を集めました。
その背景には、昨今、危険運転による刑罰が格段に重くなり、「重度の眠気の症状を呈する睡眠障害」も処罰対象になったことがあります。容疑者は、重度の睡眠障害があると診断され、運転中にときおり意識を失うなどの自覚があったにもかかわらず治療を怠ったため、過失致傷ではなく、危険運転致傷で逮捕となったのでしょう。

「重度の眠気の症状を呈する睡眠障害」といえば、眠っている間に何度も呼吸が止まる睡眠時無呼吸症候群をはじめ、数多くあります。今や成人の20人に1人が罹患するとされる**睡眠時無呼吸症候群は、交通事故のリスクを格段に高めることが明らかになっています。**

ここでもう一つ、みなさんに知っていただきたい問題があります。
それは、**睡眠障害や特別な疾患がない、ごく普通の健康なドライバーでも、睡眠の状態によっては危険運転の当事者になりうるということです。単なる睡眠不足でも、時間帯によってパフォーマンスがガクンと下がるため、酒気帯び運転と同レベルのリスクを背負うことになりかねないのです。**

今回の事故のケースは、決して他人事ではありません。

深夜0時以降の車は「飲酒運転レベル」

健康になんら問題がなくても「酔っぱらったような状態」で運転している危ない人は、私たちの身近に実はたくさんいます。

特に、**終電くらいの時間帯を過ぎたら要注意！** 覚醒レベルがガクンと下がり、ドライバーのパフォーマンスが総じて低下するため、酒気帯び運転レベルの危険運転があちこちで行われているのです。

そのことを実証する、ある有名な研究報告があります。1997年にオーストラリアの研究者らが『ネイチャー』(世界的権威のあるイギリスの科学専門誌）に発表した報告は、睡眠の意識を塗り変えるほど衝撃的な内容で、研究者の間でも話題を集めました。

簡単にご紹介すると、40名の健康な被験者が二つの試験に参加しました。

一つ目の試験は、朝8時に起床して翌日の昼までずっと寝ずに徹夜してもらい、30分ごとに、「動く物体をどれだけ正確に追跡できるか」を測定しました。この技能テストでは、注意力や反射能力といった、運転に直結するパフォーマンスの低下レベルが分かります。

二つ目の試験では、やはり朝8時から30分ごとに10〜15グラムのアルコール(ワインならグラス1杯、日本酒ならお猪口3〜4杯程度)を飲みながら同じテストを実施し、血中アルコール濃度の上昇とパフォーマンス低下との関係を調べました。

一つ目の徹夜試験の結果、起床した直後からパフォーマンスは上がり続け、12時間後の夕方過ぎまでは高い状態を維持しました。意外に思うかもしれませんが、夜8時頃でも、パフォーマンスはまだ下がらなかったのです。本書の冒頭で紹介した「体内時計による覚醒力」のおかげです。

ところが12時間を過ぎた頃から直線的にみるみる下がり始め、起床から17時間を超えると、オーストラリアの飲酒運転の基準である血中アルコール濃度0・05%かそれ以上の酩酊《めいてい》レベルまでどんどんと落ち込んでいます。この時間帯から体内時計が夜(休息)の時間帯に入り、神経活動が低下して覚醒力が落ちるため、一気に覚醒中にたまった疲労や眠気が顕在化するためです。つまり、**7時に起床したとすれば、17時間後の夜の0時以降には、オー**

長時間起きていると「飲酒運転レベル」まで覚醒度は下がる

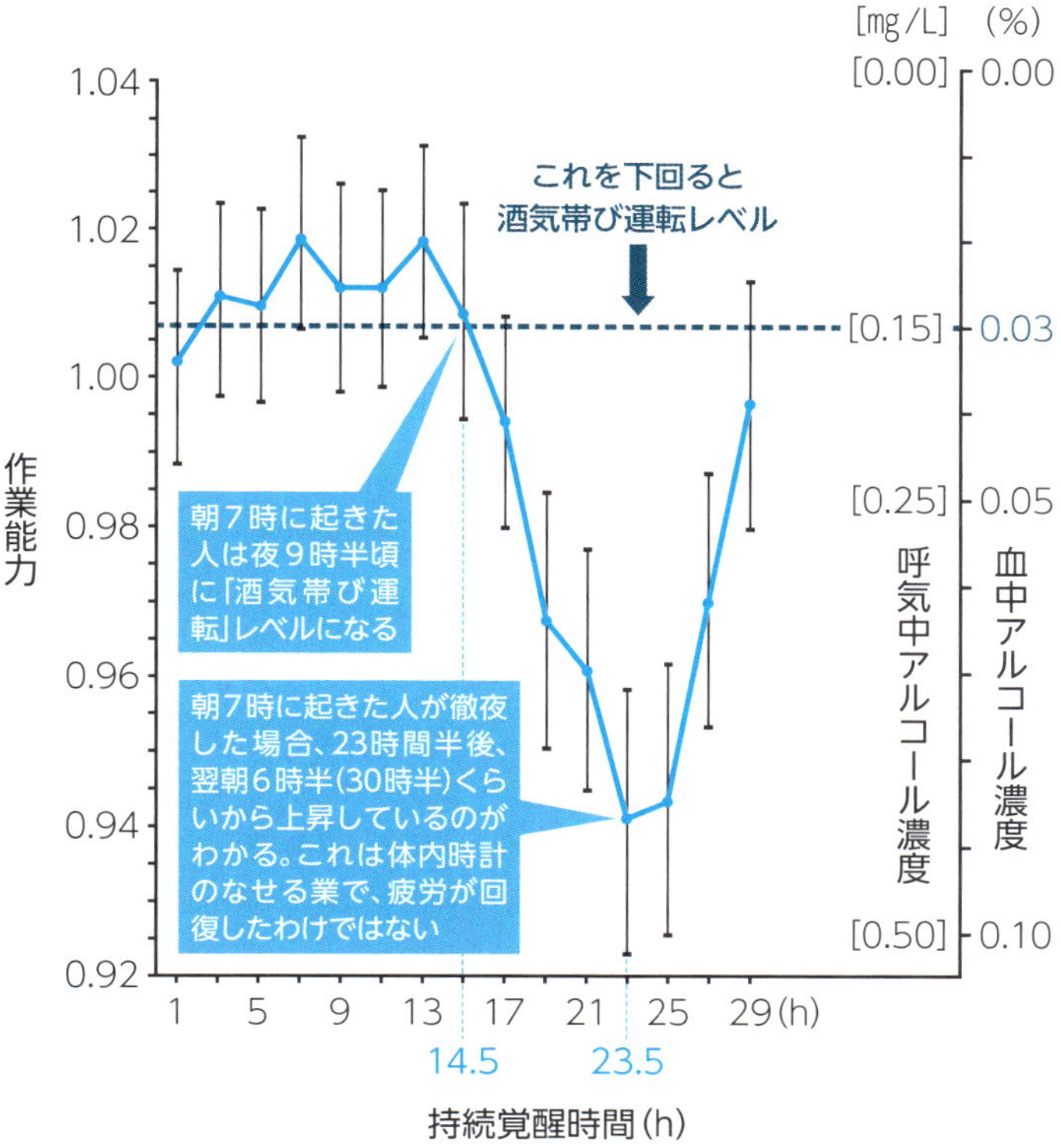

Dawson D: Fatigue, alcohol and performance impairment, 1997

ストラリアでいう「酔っ払いレベル」になるということです。

日本では、酒気帯び運転の基準はもっと厳しく、血中アルコール濃度0・03%以上で反則点数が13点、0・05%で25点です。別の研究では、血中アルコール濃度が0・02%程度では反応時間や追跡能力が低下し、0・03%ではハンドル操作が稚拙になり、0・04%では視線の固定までが困難になると報告されています。

恐いのは、**酒を飲んでいなくても、起床から十数時間もすれば誰でも同様の異変が起こる**ことです。体内時計が覚醒から睡眠に移行するため、誰でもパフォーマンスが底まで落ちて、ハンドル操作さえ危うくなるほどの酩酊状態になってしまうのです。

夜間の道路は、いつ車が突っ込んできてもおかしくない状態にあるということで、想像するとぞっとしておちおち道も歩けなくなります。現代は夜勤に関わる人も多く、寝起きの時間もさまざまですから、朝昼晩、24時間ずっと気を抜けません。

睡眠とパフォーマンスの低下の関係については、他にも興味深い研究報告があり、**4時間睡眠を6日続けるとパフォーマンスは徹夜レベルまで落ちることも分かっています。**のちほどまた詳しくご紹介しましょう。

The Best Habits of Success : Sleeping and Wakefulness

「8時間は寝なきゃ」は都市伝説

オーストラリアの研究報告は、今でも新鮮な驚きがありますが、実験で分かったことを実生活に生かせるよう、ドライバーも歩行者も厳重な注意が必要です。

たとえば、起きてから12~13時間が経過したら、

「これ以降は、自分も酔っ払いレベルだ」

「パフォーマンスが急激に下がる時間だから気をつけよう」

という自覚を持てば、ミスを防げます。

忘れてはいけないのは、**睡眠不足の人ほど、パフォーマンス低下がより早い段階で訪れる**ことです。睡眠や健康に問題がない人のパフォーマンスのピークは、起床から12~13時間後ですが、睡眠不足の状態では、当然ピークは前倒しになります。眠らずにハンドルを

握れば、日中であれ、すでにいつ事故を起こしてもおかしくない「危険ドライバー」なのです。

ここまで読み進めていただいても、危険運転や睡眠不足は「自分にはあまり関係ないこと」と思っている方がまだいらっしゃるかもしれません。

「いつも7～8時間は寝ているから、大丈夫」

「毎晩よく眠れるし、睡眠時間だけは確保しているから心配ない」

と胸を張る方がいますが、そういう人こそ実は危険です。

働き盛りのビジネスパーソンで「睡眠負債ゼロ」の人は、ほぼいません。しかも、「これだけ眠れば十分」という最適な睡眠時間（必要睡眠時間）には個人差があることもぜひ頭に入れておいていただきたいのです。

睡眠については、長年、誤った「常識」がまかり通っていました。

「8時間睡眠が正しい」という説もその一つです。あなたもこの説を、今でも信じていませんか？

参考までに、日本人の一日の平均睡眠時間は7時間42分。確かに8時間に近いですが、これはあくまで平均値です。

最適な睡眠時間は個人差が大きく、誰もが8時間必要というわけではありません。6時間で十分な人もいれば、9時間以上眠らないと日中に眠くなってしまうという人もいます。同年代であっても個人差が3時間以上あることが分かっています。

これは体質の違いです。5時間の人は勤勉で、9時間の人は怠け者ということではありません。

また、**年齢や季節などによっても必要睡眠量は変わり、ふつうは加齢と共にだんだんと減っていきます。**

30代では7時間必要だったけれど、70代をすぎると6時間程度で十分、というのは珍しいことではありません。8時間以上眠れるのは中学生くらいまでで、その後は、必要な睡眠時間はしだいに短くなっていくのが普通です。

世界各国で行われた多くの睡眠研究により、

最適な睡眠時間（必要睡眠時間）には個人差が大きい

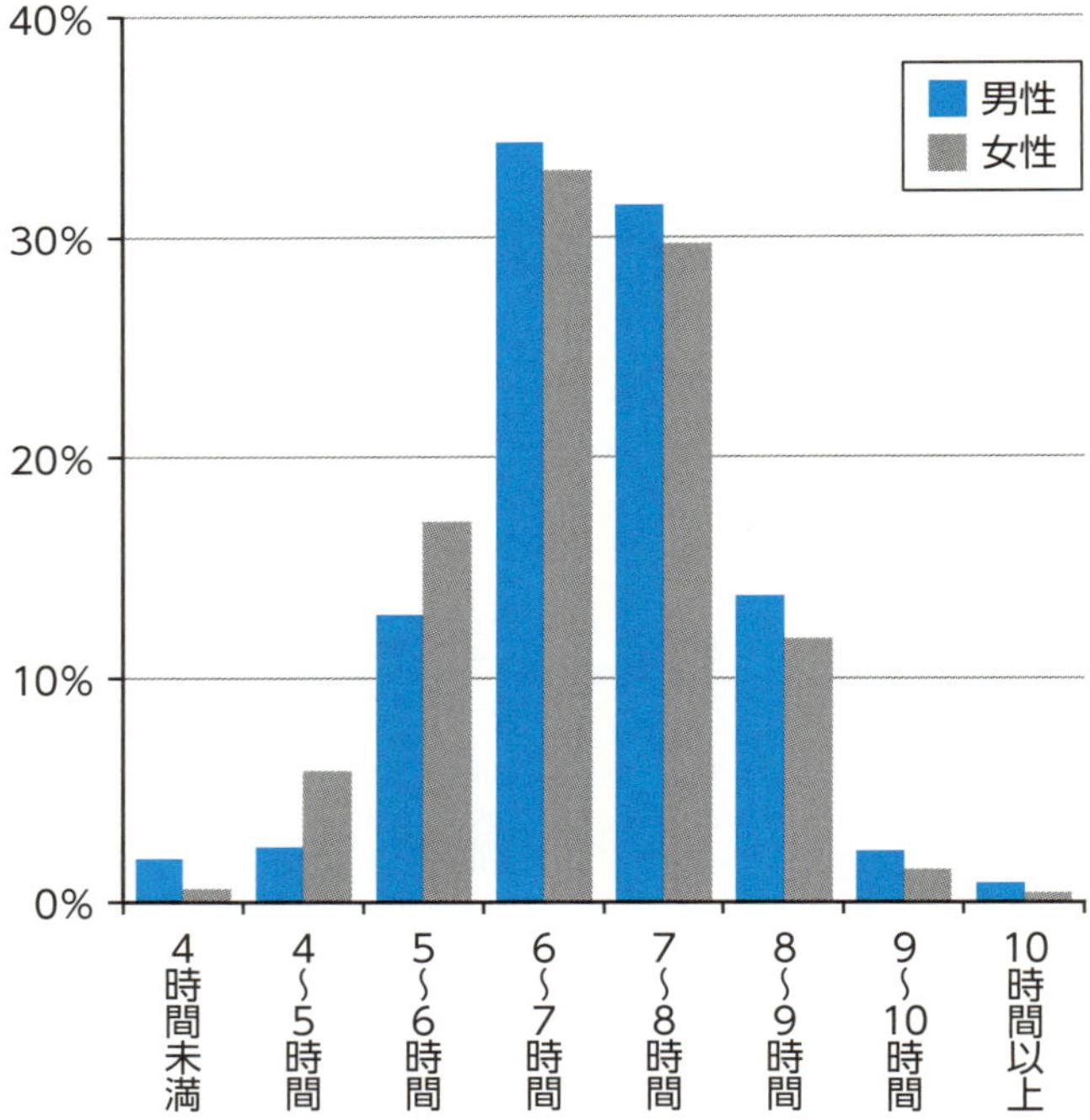

三島和夫 平成24年度厚生労働科学・障害者対策総合研究事業「睡眠障害患者のQOLを改善するための科学的根拠に基づいた診断治療技術の開発」より作成

年齢とともに睡眠は短く・浅くなる

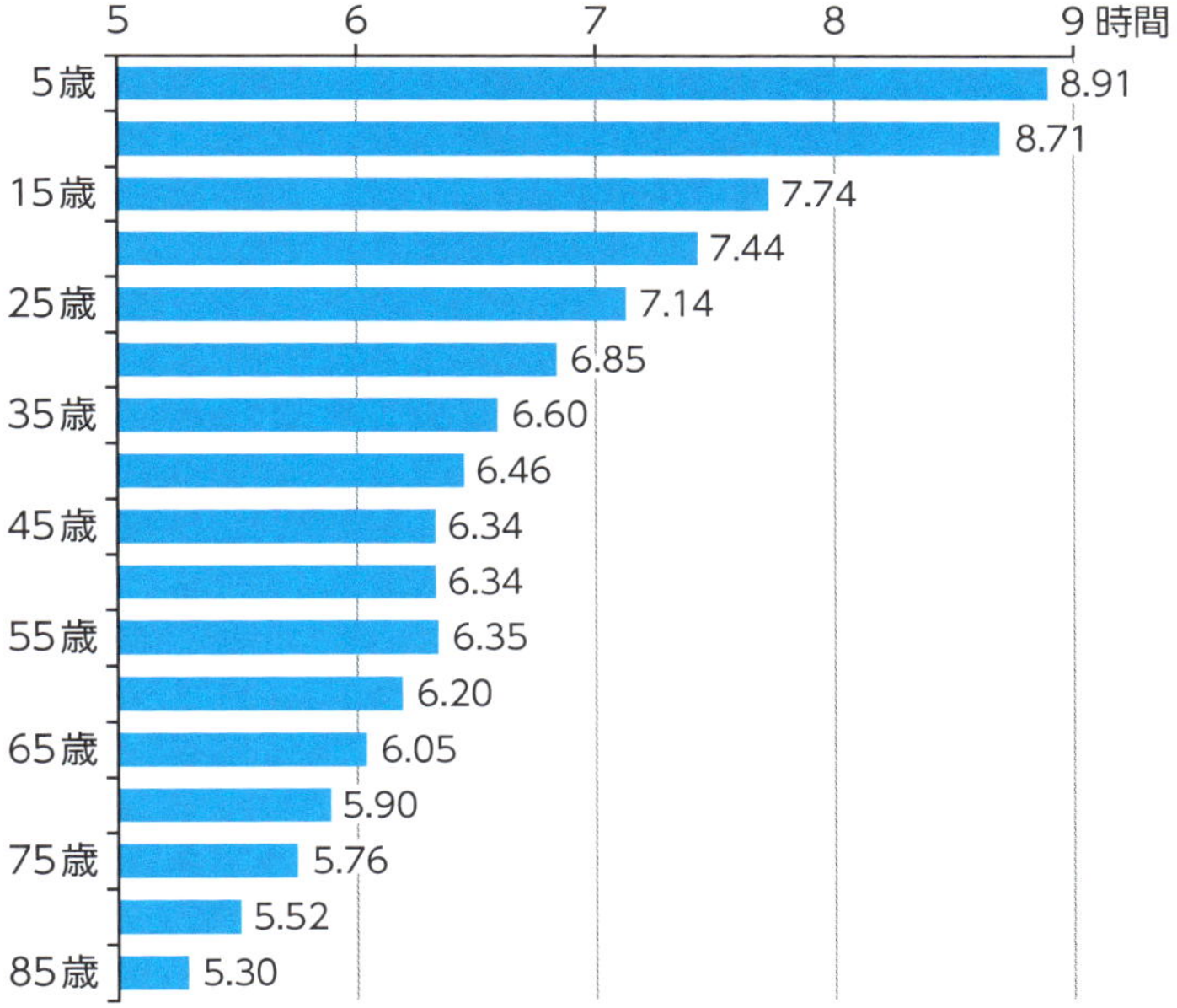

過去の研究報告にある3,577人の睡眠脳波データから各年代層での平均睡眠時間を算出した。Ohayon MM(2004)らのメタ解析データから作成

「成人後の睡眠時間は、10年ごとに十数分ずつ短くなる」
「夜間の中途覚醒時間は、10年ごとに10分ずつ増加する」

という結果が出ました。

一日8時間というのは、バリバリの現役、働き盛りの30代や40代でも長すぎるくらいで、70代以降は正味6時間くらいしか眠れないということがはっきりしているのです。

自分にとって必要な睡眠時間を知る方法は後でご紹介しますが（169ページ）、もし、体質的に9時間眠る必要があるのに7時間になっているなら、しっかり寝ているようでもやはり睡眠不足になります。

睡眠負債をため込まないためには、古い睡眠常識を改め、「自分にとって必要なだけ眠る」ことが大事なのです。

世界一眠れていない日本人

そもそも、日本人の睡眠時間は世界的に見ても少ないことを、ご存知でしたか？

経済協力開発機構（ＯＥＣＤ）の国際比較調査によると、日本人の睡眠時間は、加盟国の中で一番短いという結果が出ています。アメリカ、フランス、イギリスなど、欧米諸国と比べても、なんと1時間ほど短いのです。

すでにご存知の方も多いかもしれませんが、わが国は突出した〝睡眠不足大国〟だったのです。

しかも、睡眠時間の男女差を算出すると、女性の睡眠不足が顕著です。**大部分の加盟国では女性のほうが長いのに対し、日本は先進国の中では珍しく女性が短いのです。とりわけ有職女性でその傾向が著しく、睡眠不足になりやすいことが他の調査でも分かっています。**

女性の睡眠時間が男性より短い国は世界の中でも数カ国で、日本、インドと、ごくわずかです。逆に、スウェーデン、ノルウェー、ベルギーなど北欧の国々では、女性の睡眠時間がかなり男性を上回っています。

その違いはどこにあるのでしょうか。

やはり、日本女性は家事の負担が大きいことが考えられます。家事をするために夫より先に起きたり、後で寝る傾向があるのでしょう。こうした生活パターンは、特殊なケースです。北欧をはじめ欧米諸国では、一般に女性が男性より早く寝るので、女性の方が長くなるわけです。

日本では「寝る間も惜しんで働く」といった価値観もありますが、これも他国ではあまり見られません。では、がんばって働いた成果は表れているかというと、残念ながらNOです。公益財団法人 日本生産性本部の試算によれば、日本の時間当たりの労働生産性はOECD35カ国中20位で、G7各国の後塵を拝しています。

OECD加盟諸国の睡眠時間(15歳以上)

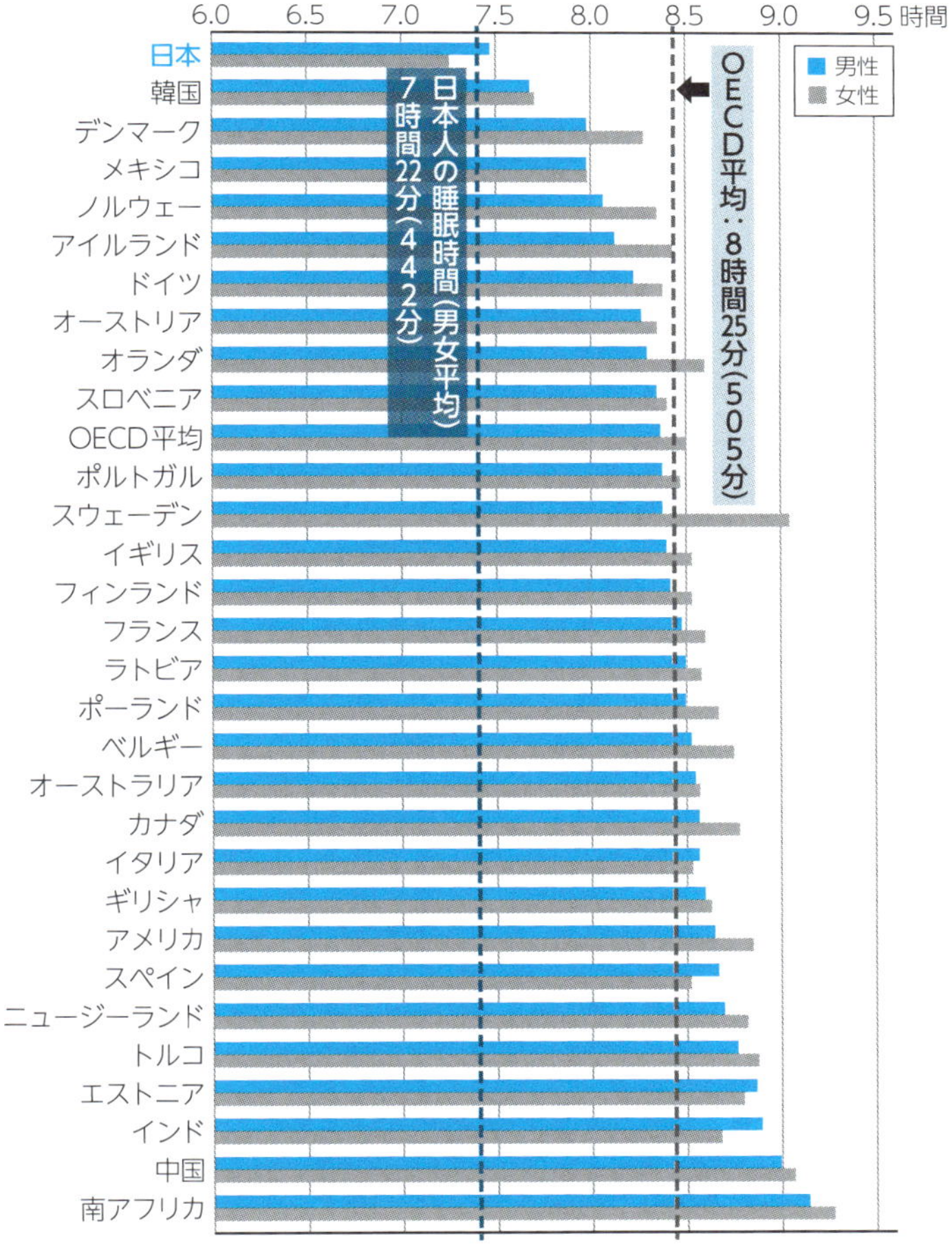

OECD「Balancing paid work, unpaid work and leisure」

「寝つきがいい」は自慢にならない

「いつでもどこでも、すぐ眠れます」

「枕が変わると眠れない人って大変ですよね。私はどこでも横になったらすぐ寝ちゃうから、その後の記憶はほとんどありません」

「いつでもどこでも眠れるから、ちょっとした隙間時間に寝て睡眠不足をカバーしてます」

……外来で診察していると、こんなふうに、いつどこでもすぐ眠れる特技をちょっと自慢げに言う人はたくさんいます。

気持ちは分からなくもありませんが、残念ながらこれは「体が発している危険信号」です。

以前、テレビの報道番組でこの話をしたら、

「寝つきがいいのは、睡眠に問題がなく健康な証だと思ってました！」

と、キャスター陣から食いつくような鋭い反応がありました。

ベッドで横になったとたん眠れるのは、疲れている証拠です。必要な睡眠が足りていな

いから、つまり負債がたまっているからすぐ眠れるのです。足りていれば、横になって照明を暗くした後、寝つくまで（脳波が「眠っている状態」になるまで）に15分程度はかかるものです。

「横になれば、すぐ眠れる」「消灯した後の記憶が特にない」という日が続いているなら、今のうちに睡眠習慣の見直しが必要です。そのままにしていると、睡眠負債がふくらみ、やがて糖代謝やストレスホルモンの過剰分泌など、身体面にも悪影響が表れやすくなるでしょう。

「寝酒すればイチコロです」という方もいますが、これもよろしくありません。**お酒を飲めば確かに心身ともにリラックスして眠くなりますが、これは神経を無理矢理麻痺させて「寝落ち」させているのです。眠りの質は低いので、疲労回復などの睡眠本来の効果は期待できません（190ページ）。**

「自覚のない疲れ」が一番危ない

寝る間も惜しんで働くことも、寝つきが良すぎることも、残念ながら自慢にはならないこと、お分かりいただけたでしょうか。

今ここで「このままだと危険なんだ」と自覚できたなら幸いで、一歩前進です。

世界的に見ても睡眠時間が少ないこの国では、自覚できないまま睡眠負債を抱え込んでいる人が相当数いると考えられます。

では、なぜ気づけないのでしょう?

感じ方の個人差もありますが、先にも紹介したように睡眠不足は慢性化すると感じにくくなる性質があることも一因です。いつも何となくだるかったり、日中にときどき眠くなることが当たり前になると、人は眠気自体に鈍感になるのです。**そのため、「ちゃんと眠ら**

なきゃ」と思うことなく、がんばってしまうのです。

睡眠不足と激務が重なればパフォーマンスはどうしても下がるため、それを補うためにまた無理をして、二重三重に体を痛めつけることになります。これが長く続くと突然死のリスクが高まることが分かっています。

体の不調に敏感な人は、睡眠に問題があれば早めに気づいて改善しようとしますが、「自分は大丈夫」と思っている人は、危機感がないぶん危ういのです。

「自覚のない疲れ」、や「自覚のない睡眠不足」こそ、実は一番要注意。その危険性については、疲労の専門家も絶えず警告しています。

もしも思い当たるところがあったら、ちょっと足を止めて小休止しましょう。

質の良い睡眠は最高の先行投資

「眠っている時間」と「日中の覚醒している時間」、つまり夜と昼は、当然ですが、切っても切れない関係です。睡眠だけが日中と切り離されて独立してあるわけではありません。

日中の過ごし方で、睡眠の状態は良くも悪くもなります。日中の覚醒している時間も、ご存知のように睡眠の質に強く影響を受けます。言い方を変えれば、**一方の質が上がれば他方も向上する、相乗効果が期待できる関係にあるわけです。**

そこで、いま特に不調を感じていなくても、「日中のパフォーマンスがいまひとつ」という実感があったり、もっとパフォーマンスを上げたいなら、まず眠り方を見直すことをおすすめします。

エリートや激務に追われている人の中には、

「できるだけ効率よく短く眠って、稼働時間を長くしたい！」

という人が実にたくさんいらして、私もたびたび良い方法がないか質問されます。

しかし残念ながら、ご紹介できる方法は存在しないというのが医学的には正解であり、誠実な回答なのです。

たしかに、世の中は広いもので、体質的に4時間睡眠で十分というショートスリーパーは存在します。しかし極めて少数で、私のような世界中の研究者が常に研究対象として探しているくらい少ないのです。

「ナポレオンは4時間だったというではないか。普通の人にもやりようはあるのでは？」

という声が聞こえてきそうですが、**ナポレオンも日中は居眠りばかりしていたという記録もあり、超短眠体質ではなかったようです。**

ほとんどの人にとって、**「4時間睡眠で日中はバリバリ働き、眠くなることもなく夜を迎える」というのは残念ながら幻想です。**1日や2日なら何とかなるかもしれませんが、人体は何日も睡眠不足で無理をすればもたないようにできていますから、何年も続けたら間違いなく病気になってしまいます。

幻想を潔く捨て、こうした体のメカニズムを正しく理解したうえで、できることから生活習慣を切り替え、睡眠と覚醒の質を上げることが、仕事や勉強の成果を最大化する一番の近道です。しかもこの近道はサステイナブル（継続可能）であり、心身の健康維持、病気予防にも最高の効果を発揮します。

詳しくは後ほど紹介しますが、夜更かしが習慣になって睡眠時間が削られているなら、まずは夜間の過ごし方を見直してみましょう。

「あなたが睡眠不足になる原因は何ですか？」

と尋ねると、

「つい、寝る前までスマホを見てしまうから」

という答が多くの人から返ってきます。多くの方が、仕事が終わってからも寝る直前までスマホを手放さないのです。その時間の一部を睡眠に回してみてはどうでしょう？どれほど多忙でも、探せばどこかに隙間時間はあるものです。そして、必要な睡眠が満たされたときの快適さやパフォーマンスの高さを知れば、さらに睡眠の質を上げたくなり、生活を整えることにモチベーションが続くでしょう。


睡眠不足でミスが増えたりすれば周囲を巻き込むことになるし、健康を損なえば家族や職場の負担や医療費も増えるでしょう。睡眠を軽視すると、自分だけでなく周囲も巻き込むことになりかねないと心に留めておきたいものです。

良質な睡眠は何よりの先行投資です。今日の質の良い睡眠が、これからの仕事、家事、子育て、人間関係、すべてを好転させるきっかけになります。眠っているときも起きているときも快適に過ごせるよう、睡眠と覚醒の正しい知識とスキルを身につけましょう。

コラム①

休日に「寝たいだけ寝ると初めて分かること」とは？

今、自分は「睡眠負債」がたまっているのか？

――これを正確に知るには、雑音を取り除いた隔離実験室で数日間かけてじっくり行う必要がありますが、自宅に「小さな実験室」を作れば、大まかなことが分かります。

実験日は、出社や登校時間、家事などを気にせずに眠れる休日がいいでしょう。

その日は、寝る時間になったら寝室のカーテンをぴたっと閉じ（遮光カーテンがベター）、外からの光や音をできるかぎりシャットアウトします。

家族には起こさないように伝え、スマホ・携帯電話のアラームや目覚まし時計もオフにしておきます。

この状態で、眠れるだけ眠り、二度寝、三度寝もしたければしたいだけして、「正味、眠れた時間」を合計してください。

睡眠負債がない人は普段の睡眠時間とほとんど差がなく、いつも通りの時間にしっかり目覚められるはずです。

合計睡眠時間が普段の睡眠時間より長ければ、睡眠負債がたまっている状態です。3時間以上長かった人は、糖代謝やストレス反応系にかなり負担がかかっている状態だと考えてください。

169ページでは、同じ実験室であなたの「必要睡眠時間」を知る方法をご紹介します。

2章

〝しつこい疲れ〟は睡眠が9割

この4つの要因が「疲れ」をもたらしていた

ここで、睡眠の問題と切っても切れない関係にある「疲れ」の正体に迫ってみましょう。あまりにも普通に使っている言葉ですが、「疲れ」とは、何なのでしょうか。

実は「疲れ」とは、科学的にははっきり定義できない「得体の知れない存在」なのです。原因と結果が1対1ではないため、ブラックボックスの中を覗くようなもので、つかみどころがないのです。そこで、疲れの輪郭を知るために、もう少し踏み込んでみると、疲れの出所として主に4つのファクターが存在していることが分かります。

順に見ていきましょう。

①身体的な疲れ

運動で負荷をかけたときに起こる筋肉痛は、分かりやすい身体の疲れです。他に、加齢による筋肉や関節の痛み、貧血、女性は生理などでも疲労感が表れます。また、がんやリウマチなどの患者さんは、みなさん強い疲労感を訴えます。

②抑うつや不安による疲れ

メンタルヘルスが悪化した場合も、疲れが出やすくなります。「うつ病」の患者さんの多くは極度の疲労感を訴えますし、精神的な疾患はなくても、単に気持ちが沈んだり、不安な気持ちがあると、疲労感は強くなります。

③心理的な疲れ

貧困などの経済的な事情、家族や教育の問題など、その人が置かれた社会的立場も疲弊する要因になります。このような社会的、心理的ストレスは対処（コーピング）スキルに個人差があります。人間関係や社会的ツールを用いて対処できる人、うまく世渡りできる人は、疲れを軽減できるでしょう。

④睡眠の問題による疲れ

疲労を感じる4つ目のファクターが、本書のテーマでもある睡眠です。特に眠気と疲労感は密接な関係があり、区別がつけられないときもあります。睡眠が満たされないと疲れを感じやすいことは、どなたでも経験的に分かると思います。

これは大事なポイントですが、「睡眠不足」と「不眠」は、どちらも疲れを伴いますが、まったくの別物です。ごく簡単にいうと、**「寝たくても時間がない」などの理由で睡眠が足りなくなるのが睡眠不足、「ベッドで横になって寝ようとしてもなかなか眠れない」のが不眠です。** 後者は、治療を要する睡眠障害の一つです。

以上、4つの要因のうち、疲れが「首から上（つまり頭）」に出やすいのが①～③の疲れです。①の身体的要因の場合は、「首から下」に出やすいのですが、体に影響が表れると頭の疲れも強く感じられることが医学的にも証明されています。それぞれの要因は互いにつながりを持っているのです。

「睡眠負債」「疲労」「うつ」は深くつながっている

ここで、「頭の疲れ」と密接な「睡眠不足」と「抑うつ」との関係に注目してみましょう。

先にも触れましたが、「睡眠負債」「疲労」「うつ」は深くつながっていて、互いに影響し合って良くなったり悪化したりする関係です。


睡眠が足りないと疲れやすく、気分にムラが出やすいし、ストレスがたまると睡眠の質も低下し、疲れも感じやすくなります。逆に、うれしいことがあると、多少の疲れも吹き飛んでしまうなど、主観的な疲れの感じ方は、精神面にかなり左右されます。

マラソンやサッカーなど、肉体を酷使する競技を例にとると、1位でゴールしたり劇的な勝利をおさめれば、体はヘトヘトでも選手の顔から笑顔がこぼれます。同じような経験は、どなたでも多かれ少なかれあるでしょう。メンタル面が充実すると、疲労も和らぎ、睡眠にも良い影響が表れます。


「睡眠負債」「疲労」「うつ」の相関関係は、さまざまな研究でも明らかになっています。

本書の冒頭で、疲労蓄積度のチェックリストをご紹介しました。

このリストの質問項目は、うつ病、不眠症、鼻炎などのアレルギー、がんなどを患った患者さんの生活の質を評価する内容とも非常によく似ています。どの疾患のチェックリストでも、「睡眠の状態」と「抑うつの有無」の問いは、必ずと言っていいほど出てきます。

人間が不健康を自覚するときというのは、生活の質が明らかに下がり、**まず抑うつと睡眠の問題が表面化するのです。**

うつ病の患者さんは、ほとんどが不眠などの睡眠障害を抱え、「眠れない、疲れる、心身共にますます疲弊する」という悪循環に悩まされます。症状が悪化すると、「人と話すのも、食事をするのも、息をすることさえおっくう」という極度の疲労を訴えます。

日本では、既にうつ症状が出ている人のうち、5人に1人しか医療機関を受診していないといわれています。うつの症状が表れている人は、受診していない人を合わせると相当数になると考えられます。

日本人のうつ病といえば、従来は生真面目で手抜きが苦手な人がかかる「メランコリー型」と呼ばれるタイプが主でしたが、昨今、若者層の間では「新型うつ」と呼ばれるタイプも増えています。「出社すると具合が悪くなる」など、目の前のストレスへの耐性が弱い一方、旅行や趣味など好きなことはできるという特徴が見られます。

いずれにしろ、表れる症状は「疲れ」や「眠れない」などで、対策として欠かせないのが、睡眠習慣の見直しです。

「眠気が取れた＝疲れが取れた」ではない

仕事や勉強をしていて、「頭が疲れた」と感じるのは、どんなときでしょう？

簡単なチェックポイントは、集中力、持続力、処理能力、理解力、意欲などが一様に低下し、目の前のことに能動的に取り組めなくなることでしょう。

そんなとき、いっしょにやってくるのが「眠気」です。まぶたがとろんと重くなり、案件が山積みなのに頭が回らなくなり、あくびも頻繁に出て、「ああ、横になりたい」と体が要求します。明らかに覚醒度が落ちている状態です。

コーヒーなどのカフェインを飲んだり、少し仮眠をとるなどすると一時的に眠気はとれるでしょう。ただ、ここで間違えてはいけないのは**「眠気は取れたとしても、疲れが取れたわけではない」**ということです。

根本的な疲れは、ベッドで横になり、いつもの時間にきちんと眠らないと取れません。

眠らずに疲れが消える魔法があれば誰も苦労しませんが、残念ながら、現時点では見つかっていません。

コーヒーやお茶でカフェインを摂ったり、仮眠をして眠気が取れたからといって「まだまだやれる」とがんばり続ければ、疲れを持ち越すことになります。

しかも、こうやっていつも眠気をこらえたり、カフェインや仮眠である意味ごまかすことを習慣にしていると、眠気を感じにくくなるのは前述した通りです。眠気をごまかしていると、そのうちに疲れと睡眠負債が積み上がり、やがて治療が必要な不眠に移行したり、体調悪化を免れなくなります。これこそ、多くの日本人が陥りやすいパターンで、「眠気が取れたから疲れも取れたはず」と思い込むのは危険なのです。

では、覚醒度が下がって眠くなったら、どうすればいいのでしょうか。

答は簡単。**早めに仕事を切り上げて休むこと、よく眠ることです。それが、翌日以降に疲れを持ち越さず、良いパフォーマンスを発揮するための最高のコンディショニングです。その上で、5章以降でご紹介するスキルを駆使して、さらなる高みの覚醒度をめざしてください。**

The Best Habits of Success : Sleeping and Wakefulness

なぜ日本人は睡眠不足になりやすいのか？

そもそも日本人はなぜ眠らなくなったのでしょう？

世界でも圧倒的に睡眠時間が少ないにもかかわらず、なぜ睡眠不足をやめられないのでしょうか。

背景には、睡眠時間が不足しやすい生活パターンがあります。物理的に、生活にゆとりがなくなっているのです。

以下は、働く世代の男女に共通する「睡眠不足生活」の特徴です。

睡眠不足の理由 ①働きすぎている

何事も「やりすぎる」のは良くありませんが、働きすぎることは、経済協力開発機構（ＯＥＣＤ）による労働時間の国際比較調査でも明らかになっています。

日本人の労働時間は、年間では減少傾向にあるものの、平日一日あたりの労働時間は増えています。土日に休む分、残業時間が多く、米国やフランスの約3倍という報告もあります。

しかも、長時間労働で睡眠時間が削られ、結果的に生産性が低くなるという皮肉な状況になっています。

睡眠不足の理由 ②通勤時間が長すぎる

通勤時間の長さも、睡眠不足になる一因です。とりわけ都市部でその傾向が顕著で、通勤時間と睡眠時間が完全に逆相関しているのです。

総務省統計局が行った「平成28年度 社会生活基本調査」の結果をもとに通勤時間と睡眠時間の関係を分析すると、平日は、**通勤時間が長い都市部の人ほど睡眠時間が短い**ことが分かります。休日については、どの都道府県でも平日より多く寝ていて地域差も小さくなっています。

また、休日に平日より長く寝た延長分の時間と通勤時間との関係を見ると、**通勤時間が**

長い人ほど休日に長く寝ていることが分かります。

通勤時間はビジネスパーソンにとっていわば〝固定費〟。削ることはできません。都市部で働く人の多くは、通勤ラッシュと睡眠不足ストレスが重なるわけで、疲れるのも無理はありません。

睡眠不足の理由 ③「スマホ時間」が長すぎる

もう一つの大きな要因が、ＩＴ機器の使用時間が格段に増えたことです。

東京都が睡眠不足の人たちに対して原因をリサーチしたところ、過半数が「スマホとパソコン」を挙げています。特にスマホは仕事が終わってからも手離さず、「近くにないと具合が悪くなる」という声もあるほどです。

スマホを長時間使えばそのぶん寝る時間が削られますが、影響はそれにとどまりません。**ブルーライトは睡眠のリズムを乱すほど強力ではないとしても、寝る1～2時間前までSNSやメールなどネット上でのコミュニケーションをすれば、感情が揺さぶられて覚醒度が高まり、眠りの質も低下します。**

労働時間、通勤時間、スマホ時間、これらに個々の仕事や家庭の事情も加わって睡眠時間が圧迫され、厳しい状況が生まれているわけです。

ただし、「睡眠不足」は働く世代に見られる傾向で、リタイア世代になると睡眠の問題もがらっと変わり、寝ようとしてもなかなか眠れない「不眠」の悩みが多くなります。

眠る時間が戦後1時間減っていた

日本人が眠らなくなったとはいえ、長い歴史の中で見れば、それはごく最近のことです。戦前、戦後、今と、時代の推移と共に睡眠時間は急速に減っています。NHKが1960年代から実施している「国民生活時間調査」のデータも参考に、変化を見てみましょう。

今、国民の9割がベッドに入っているのは、何時頃だと思いますか？

「深夜1時」です。

では、戦後間もなく（つまり、今から約70年前）はどうだったかというと、今より2時間前の11時に、ほとんどの国民が布団に入っていました。当時、起きる時間は今より1時間早かったので、2時間早く寝て1時間早く起きる生活だった、つまり1時間長く眠っていたことになります。

それが、高度経済成長期（1955～1973年）に入ると一転、国民が寝静まる時間が1時間遅い午前0時になります。起きる時間も1時間遅くなったため、睡眠時間は差し引きゼロで変わりませんでした。

ところが、1970年代以降になると寝る時間がどんどん遅くなり、2000年にはついに夜中の1時に。ただし、寝る時間が後ろにずれても、出勤や登校などで起きる時間はおおむね固定されているため、結果的に、戦後と比べて1時間も減ってしまったというわけです。

つまり、ここ50年ほどで日本人の生活が急速に夜型に移行し、睡眠時間も短くなったのです。

今、都心部では深夜まで煌々と灯りがついていますが、**太陽光を浴びない日照不足の生活も、睡眠リズムを乱す大きな要因です。**

現代の日本人の暮らしぶりは、江戸時代の人々の目にはどう映るでしょう。

当時は今のように電化されていなかったので、日が暮れれば真っ暗です。行灯《あんどん》も庶民がたやすく使えるものではなく、「暗くなったら寝て、日が昇ったら起きる」のが当たり前の生活でした。

眠りたいだけ眠れば、睡眠不足の持ち越しはゼロ。特別な睡眠障害でもない限り睡眠不足になることもなく、日中の居眠りも少なかったと想像できます。

世界を見渡せば、近代化されていながら、今でも江戸時代と同様に日の出や日の入りに合わせた生活をしている人々がいます。

たとえば、アフリカ東海岸のインド洋に浮かぶ島、マダガスカル共和国のある農業コミュニティーでは、今でも電気を使わずに生活しており、日没の数時間後（夜8〜9時頃）に寝つき、日の出前に自然に目を覚ます、まさに太陽と共に寝起きする生活を続けています。

The Best Habits of Success : Sleeping and Wakefulness

「ちょっと睡眠不足」でもパフォーマンスは下がる

今、40代、50代の働き盛りの人の平日の睡眠時間(ベッドで横になっている時間)は7時間強が平均で、1970年から2000年までのたった30年で約1時間減っています。休日には平日より1時間ほど長く眠っていますが、いずれにしろ急速な変化です。

「たった1時間」と思うかもしれませんが、この1時間がとても重要で、その人の必要睡眠時間に満たないと、心身に思った以上の負担がかかります。

前章でご紹介したオーストラリアの徹夜の実験では、起床から12時間をすぎるとパフォーマンスがガクンと下がり始めることが分かりました。

では、徹夜ではなく睡眠時間が少し足りない程度ならどうでしょう? その影響は何日くらいで表れるのでしょうか？

ここでもう一つ、睡眠不足が認知機能に及ぼす影響を調べたユニークな調査をご紹介しましょう。

この実験は米国ペンシルベニア大学の研究者らが行ったもので、21〜38歳の健康な被験者48名を4グループに分け、3つのグループは、それぞれ14日にわたって8時間、6時間、4時間睡眠で過ごしてもらいました。残るグループは連続の徹夜に耐えてもらい、それぞれのグループの認知機能（刺激への反応力）や眠気の変化を比較したのです。

結果① 5時間睡眠は10日、4時間睡眠は7日で徹夜と同レベルに！

実験の結果ですが、まず8時間睡眠のグループについては、2週間の試験期間中に眠気が強まることはなく、認知機能（パフォーマンス）もほとんど低下しませんでした。

しかし、6時間睡眠と4時間睡眠のグループは試験開始直後からさっそく眠気が強まり、6時間睡眠では10日を超えると徹夜明けと同じレベルまで認知機能低下（パフォーマンス低下）が見られました。4時間睡眠の場合は、なんと1週間を超えると徹夜明けと同レベルに、2週間を過ぎた頃には3晩連続で徹夜したのと同じレベルまで低下したのです。

３晩の徹夜は私も経験がないので想像しかできませんが、目も開けていられないほどの限界状態に達するのではないでしょうか。

このように、ちょっとした睡眠不足でも蓄積することで、パフォーマンスを明らかに低下させます。

とはいえ、現実には睡眠不足になってしまう個々の事情があり、「睡眠がちょっと足りないな」と感じながら6時間程度の睡眠でやり過ごしている人、睡眠不足に気づかずに過ごしている人も相当数いるでしょう。

その生活を延々と続ければ、徹夜レベルになる日はすぐそこです。いえ、すでにそのレベルに達しているかもしれません。

結果② 眠気は頭打ちになってもパフォーマンスは下がり続ける

さて、この研究結果では、眠気の強さと認知機能の低下との間に異なったトレンドが見受けられました。

どういうことかというと、「眠気」は一定のところまで強くなると頭打ちになるのに対し、

「認知機能」は睡眠不足の蓄積に応じてどんどん低下するのです。つまり、**睡眠不足が慢性化するほど眠気は自覚しにくくなり、認知機能だけが下がるわけで、この違いがヒューマンエラー（事故）の大きな原因と考えられます。**

徹夜明けともなれば確かな不眠感があり、「一睡もしていない」という危機感もあって無茶はしないものですが、「ちょっと睡眠不足」で眠気もさほど感じないときこそ、最も危険ということが分かります。居眠り運転も危機感が薄れた頃に起こりやすいものです。

「朝、いつまでもシャキッとしない」3つの理由

眠気の感覚があてにならないことは、睡眠時無呼吸症候群の患者さんを例にとると分かりやすいでしょう。

就寝中に何度も息が止まるため、質の悪い睡眠が一晩じゅう続きます。ところが、当の本人は意外と自覚がないことが多く、

「眠気は強いですか？」

とたずねると

「いえ、眠くないです」

と、なんと半数の人が答えます。

この場合、治療用の装置を睡眠中に取り付けていただくと、眠りの質が徐々に高まり、以前は生活の質がどれだけ低下していたかに気づくのです。

逆に「眠気の感じやすさ」という点でいえば、誰もが体験しているのが寝起きのぼんやり感でしょう。これもまた、睡眠に関わる危険な現象の一つです。

眠りから目覚めた直後は誰でも頭がぼんやりしますが、眠気や倦怠感が特に強く出ることがあり、睡眠医学の世界では、この現象を「睡眠慣性」あるいは「睡眠酩酊」と呼びます。文字通り、酩酊状態や徹夜明けのような状態になるわけで、目は開いていても脳はまだうとうとしていて、睡眠から覚醒へのスイッチの切り替えがうまくできていない状態です。ひどいときになると、1時間も2時間も頭がうまく働かないこともあります。そんなときは、通勤電車の中でもまだぼんやり感が続き、

「朝食は何を食べたっけ？」

「ちゃんと歯を磨いたかな？」

などと、ついさきほどの記憶（近時記憶）がなくなることさえあります。

睡眠慣性が起こる一番の原因は睡眠不足ですが、それに加えて、目覚めるタイミングも重要です。次章でまた触れますが、睡眠には深い睡眠と浅い睡眠をくり返すリズムがあり、深い眠りの最中にアラームなどで無理矢理起こされると、うまく覚醒できなくなります。

特に睡眠不足ぎみだと、深い睡眠の状態からいきなり目覚めることが多く、睡眠慣性も起こりやすいのです。

睡眠不足でなくても目覚めるタイミングによって睡眠慣性は起こるので、油断できません。「目覚めた直後は、誰でも酩酊状態と同じレベル」くらいの自覚を持って、慎重に行動する必要があるでしょう。

起きた直後の運転や危険業務などは、特に気をつけてください。

The Best Habits of Success : Sleeping and Wakefulness

すべての「疲労感」は脳の中で生まれている

「へとへとに疲れた」

「眠くて眠くてたまらない……」

そんなとき、体の中ではいったい何が起こっているのでしょう。

「これこそ疲労物質、あるいは睡眠物質だ」といえるような特定の何かは存在するのでしょうか？

「疲労物質」というと「乳酸」を連想する方がいるかもしれませんが、これはすでに過去の常識です。**運動直後などは確かに乳酸値が上がりますが、実際に疲れを感じたときには下がっていることが分かり、「疲労物質＝乳酸」説は誤りだと分かったのです。**

その後の研究で、いくつかの「睡眠物質」が候補に挙がり、さまざまな仮説が生まれましたが、決定的な証拠はいまだ得られず、睡眠不足だとなぜ疲労感を覚えたり眠気が出るのかなど、はっきりしたことは実は分かっていません。

そんな中で、現時点で明らかになっている物質の一つに「アデノシン」があります。

これは体の細胞のエネルギー源である「アデノシン三リン酸＝ＡＴＰ」という物質の代謝産物、つまり燃えカスのようなもので、起きて活動している間に脳内に蓄積すると、眠気が引き起こされることが分かっています。起きてアクティブに活動している以上アデノシンは休みなく蓄積されるため、これを処理するには睡眠という休息が不可欠なのです。

実は、コーヒーを飲んで眠気がとれるのは、カフェインがアデノシンの働きを止めるからです。つまり、眠気物質をブロックして眠気を無理矢理抑えているのです。

アデノシンが眠気の正体の一部であることはほぼ間違いないと考えられていますが、もちろん、それだけでは説明がつきません。

これまでの研究から、脳の司令塔である前頭葉の内側（ちょうど額の内側あたり）にある眼窩《がんか》前頭皮質に特定の疲労因子が作用し、疲労を感じるという見方もありますが、まだ仮説の域を出ていません。

確かなのは、すべての疲労感、倦怠感などは「頭の中」で起こっていて、複数の生体物質が関与しているということです。

疲労と眠気をもたらす「サイトカイン」

もう一つ、前頭葉に働きかける物質の中に、免疫物質の**「サイトカイン」**があります。サイトカインは、リンパ球から分泌される特殊なタンパク質の総称で、体を守る役目を担っています。一口にサイトカインといっても、何十種類もあり、その一部が睡眠の調節にも深く関わっているのです。

たとえば、風邪をひいたりインフルエンザにかかると、体がダルくなりますよね。

その一因はサイトカインの量が増えることです。ウイルスや細菌が体内に侵入すると、一時的に免疫力を上げて体を守ろうとするため、眠気やダルさが強まって頭がもうろうとしてくるのです。

そして、最近になって、睡眠不足や不眠でも同様の変化が起こることが分かってきました。

サイトカインが動物にも人にも眠気をもたらすことは、科学的にも実証されています。一日や二日程度の睡眠不足でも一時的にサイトカインが増え、眠気を強めます。その不調のサインを受け止めて眠ること、休むことでサイトカインの濃度は正常化し、倦怠感、疲労感、眠気なども解消されます。

体にストレスがかかったら眠るという行動を促し、免疫力を回復させ、眠気と疲労を解消する。これこそ人体に備わった自然治癒のすぐれたシステムです。

もともとは、「感染症やがん、慢性疲労症候群などの患者さんが強い疲労感を訴えるのはなぜか？」というところから免疫物質との関わりが指摘され、研究が進む中で具体的に「サイトカイン」の存在が出てきました。

慢性疲労症候群の場合、免疫異常が認められることに加え、睡眠のリズムも乱れて眠気や不眠が表れやすく、しかも、体調の悪化に伴い抑うつにもなりやすい傾向が見られます。

これらの不調の背景にサイトカインが暗躍していることが分かってきたのです。

「睡眠負債・疲労・うつ」の三者をつなぐ共通の物質として、サイトカインは重要なキーワードの一つと言えます。

「脳の感情コントロール機能」は、たった数日でも下がる

すべての疲労感は頭の中で生まれると言いましたが、抑うつ感などの「心の疲れ」が生まれる仕組みについては、より具体的なことが分かっています。

一つ興味深い話をすると、睡眠不足で障害を受ける脳の部位に**「前帯状回《ぜんたいじょうかい》」**があります。あまり耳慣れない名前かもしれませんが、前帯状回は、脳の奥深くにある「大脳辺縁系」のほか、「前頭葉(前頭前野)」などとも連絡して、意欲や他者への共感、情動コントロールなどに深く関わっています。


とても嫌なことがあったり、不安や悲しみなどのマイナスの感情が強まったとき、過敏になるのが大脳辺縁系に属する**「扁桃体」**です。そのすぐ近くには記憶や学習に関わる**「海**

馬」もあり、海馬から送られてくる情報をもとに扁桃体が快不快を決めるのです。

扁桃体はいわば情動の発電装置のようなところで、負の感情が強まると体を緊張させ、血圧を上げるなどして戦う準備を整えます。

ここ一番というときに不安や緊張のあまり腹痛が起きたり発汗が激しくなるのは、一時的に扁桃体がアクティブになりすぎるからで、ストレスが強いとパニックに陥ることもあります。そこで、ブレーキをかけるのが前帯状回なのです。

ところが、長期間ストレス下に置かれると前帯状回による扁桃体のブレーキ機能が低下します。これがうつ病の一因ともいわれます。

ごく数日の短期間の睡眠不足でも情動のブレーキ機能が低下し、キレやすくなったり、抑うつ的になることが私たちが行った研究でも明らかになっています。その後海外でも追試されました。慢性的な睡眠不足による具体的なデータは残念ながらまだありませんが、より深刻な機能変化が生じている可能性が高いと考えられます。

時間が不規則なだけで自律神経は乱れる

眠い、疲れた、気分が冴えない……そのとき、あなたの脳の中も混乱しています。

疲れや眠気を押して活動を続ければ、アデノシンやサイトカインなど疲労や眠気をもたらす物質が増え、頭はぼんやりし、感情は揺れやすくなり、自律神経もバランスを欠いて、体のあちこちに不調が表れ始めます。

周知の通り、自律神経は、体温、脈拍、血圧など、体の各器官の働きを無意識のうちにコントロールしています。日中は交感神経が優位に働いて活動できる体をつくり、夜間は副交感神経が主に働いて、心身をリラックスさせ、体を休める状態にします。

この二つの自律神経のスイッチの切り替えがうまくいけば、体調は良好に保たれます。眠りの質も良くなります。

では、スイッチをうまく切り替えるには？

答は明快で、**「できるだけ同じリズムで寝て、起きて、活動する生活を続けること」**です。

規則的なリズムで暮らしていれば、眠るときは体内時計の働きで体がレストの状態になり、自律神経も交感神経から副交感神経に自然に切り替わるように、体はできています。

実は、**体を横にして「寝る姿勢」になるだけでも、副交感神経は優位になるのです。**

なぜなら、体を水平にすれば、重力に逆らって血液を脳に押し上げるために交感神経を活発にして心臓を働かせる必要がなくなるからです。

自律神経は、私たちにとって極めて大事な脳に血液を送ることを最優先として調節されています。起きているときは、交感神経を優位に働かせて血管をぎゅっと収縮させることで血圧を上げ、重力に負けずに、脳をはじめ全身に血流を届けています。

横になれば、心臓は血液を水平に押し出すだけで全身に循環させることができるので、血管を収縮して血圧を上げる必要がなくなります。そうすると副交感神経が優位になって血管は自然と開き、温かい血液が手のひらや足裏まで届きます。皮膚の表面に近い手のひらや足裏の毛細血管を温かい血液が通ることで冷却され、脳や内臓に冷やされた血液が戻っていきます。

副交感神経が活発になるのと連動して眠気が強まりますが、実は毛細血管の拡張の度合いと眠気の強さには強い相関関係があることが分かっています。

ソファに横になるとすぐ眠気がやってきたり、赤ちゃんが眠くなると手足がポカポカと温かくなる理由もここにあります。

照明を暗くすることでも交感神経の活動は落ちるので、「横になる↓照明を暗くする」というステップを踏めば、自然と休息モードになれるのです。

「自律神経は無意識のうちに働いてくれる」のは確かですが、だからといってすべてお任せでは限界があるし、もったいないのです。**よく眠れる状態は、自分で作り出すことができるのです。**

体のリズムに逆らって、寝るべき時間に、逆に脳が覚醒するようなことをすれば、体もうとしていた交感神経は無理に働かされ、副交感神経も優位になれないので、バランスがくずれて当然です。だから、疲れるのです。

私たちの体に起こる変調は、すべて身を守るための反応です。その変調を無視せず、生活リズムを見直すことが、「睡眠負債」「疲労」「うつ」の悪循環から抜け出す道なのです。

コラム②

「眠くないから大丈夫」は危険

先ほど「眠気は一定のところで頭打ちになるのに対し、『認知機能』は睡眠不足が蓄積するほど低下する。だから怖い」という話をしましたが、眠気があってもなくてもパフォーマンスが低下することは、私たちが行った実験でも明らかになっています。

若者に徹夜してもらい、深夜から明け方にかけて細かな注意力を要するいくつかの認知機能テスト（モニター上で動くターゲットを追跡する実験など）をくり返し実施します。徹夜試験は2回にわたって行い、1回目は定期的に眠気覚ましの運動や会話を許し、もう1回は運動・会話をせずに過ごしてもらいました。

その結果、眠気覚ましをしたセッションでは明らかに眠気が軽減され、気分も良好になったのに対し、デスクワークで静かに過ごしたセッションでは眠気が強く出たのです。

置かれた状況しだいで眠気の感じ方はかなり変わるのに対し、認知機能はどうだったかというと、やはり、二つのセッションでまったく違いはなし。明け方に向けて一直線に低下し、眠気があろうがなかろうがケアレスミスを多発したのです。

3章

「質の高い睡眠」だけが脳に施す最高のメンテナンス

脳は睡眠中に何をしているのか

「仕事が忙しいから、睡眠時間が減るのはしょうがない」

「寝る時間を少し削ってでもＳＮＳをしたい……」

そう言って、睡眠時間を簡単に減らしてしまうリスク、お分かりいただけたでしょうか。

「睡眠時間は、生活時間の中の〝固定費〟です」

これは、睡眠の大切さをお伝えするときに私がよく使う表現です。

仕事や家事などの「やらなくてはいけないこと」や、ＳＮＳなどの「やりたいこと」をして余った時間を睡眠に充てるのは、〝変動費〟という考え方ですね。こうなっている人が多いのですが、〝固定費〟、つまり最初に「自分に必要な睡眠時間」を確保し、残りの時間で仕事や家事、趣味やＳＮＳをするという考え方です。私たちの生活費にたとえれば、光熱費や家賃は「余ったら払う」というわけにいきません。「月にこれだけ必要」とあらかじめだいたい金額が決まっています。それを、自由に使うお金とはあらかじめ分けておくのと同じです。固定費という考え方をせず、必要な睡眠時間を切りくずしてしまうと、影響は正直に体に表れます。

また、**睡眠の質は覚醒時、つまり日中の質に必ず反映されます。必要な睡眠時間は最初に確保し、しっかり眠る。規則正しく眠ることこそ、明日のパフォーマンスを高め、長く健康を維持する確実な方法なのです。**

では、そもそも私たちはなぜ眠るのでしょう？
なぜ睡眠時間を削ってはいけないのでしょうか。
この章では、眠りの生理的な意義を中心に、話を進めましょう。

睡眠中だけ稼働する「脳のメンテナンス」

睡眠の主な役割について、一つずつ順番に見ていきましょう。

①脳と体を休める

まず睡眠の最大の役割が「休息」です。

眠らないと脳は休息できません。活動するためには休息がどうしても必要です。適正な睡眠をとれば、睡眠のリズムが正しく刻まれ、覚醒時に使った体と脳を十分休ませることができます。

覚醒中は運動や記憶、物事の判断など大脳皮質の神経細胞は活発に働いています。活動中は、アミロイドβ《ベータ》などの老廃物や、フリーラジカル（活性酸素）などの神経細胞を傷害する物質が蓄積します。そのため、一定時間活動した後には休養をとる必要があるのです。

休息中には脳の温度（深部体温）は活動時より低くなりますが、これこそ疲れを効果的に解消するすぐれた仕組みなのです。

専門的には「熱放散」といい、手足や皮膚から熱を逃がして脳を冷やし、睡眠状態に入って神経活動を低下させ、クールダウンした状態で細やかなメンテナンスが行われます。きちんと休めば、蓄積した疲労は速やかに解消され、疲れを持ち越すことも睡眠負債が積み上がることもありません。

その他にも、睡眠はさまざまな役割を果たしています。

②成長ホルモンを分泌して骨や筋肉の成長を促す

寝ている間に分泌される「成長ホルモン」は、骨や筋肉を育てたり、日中にダメージを受けた細胞や臓器を修復するなど、多様な働きをします。

育ちざかりの子供はもちろん、**大人にも必要不可欠です。**このホルモンの分泌をスムーズにするには、よく眠ることが一番です。

③免疫力を高める

睡眠不足で疲れ気味のときは、風邪をひいたり、インフルエンザに感染しやすくなります。これは、免疫力が下がって細菌やウイルスと闘う力が弱まるからです。

免疫には、ナチュラルキラー細胞と呼ばれるリンパ球の一種やマクロファージと呼ばれる白血球の一種が細菌などの異物を食べて(貪食と呼ばれます)処理する細胞性免疫や、「抗体」と呼ばれ異物を攻撃する免疫物質を産生するB細胞による液性免疫という作用がありますが、どちらも、十分に眠ることで機能が向上します。**睡眠によって体の警備隊が力を蓄え、いざというときも外敵を迎え撃つことができるのです。**

病気にならない体をつくるうえでも、良い睡眠は大事なのです。

④ストレスを解消する

ぐっすり眠ったあとは心の抵抗力も増し、多少嫌なことがあっても乗り切る力が備わります。

睡眠には、不快な出来事があっても過剰に情動が乱されないようにする防御機能や、抑うつ気分に陥らないように情動を調整する作用を持つことが明らかになっています。

十分に眠ることで、体と心、両面のストレスが解消されます。

⑤記憶を脳に刻み整理する

起きていると、目や耳など五感から大量の情報が入って来ますが、その情報を整理することも睡眠の大きな役割の一つです。

眠ることは記憶力を高めるうえでも効果的で、「明日、テストだ」というときは、徹夜で暗記するより、覚えたあとに眠った方が記憶が固定されやすく、いい結果が出ることが科学的に実証されています。

記憶と睡眠の関係については後ほどまた触れますが、うまく眠れば人はもっと賢くなれるし、嫌な記憶はそぎ落とせるなど、良いことばかりです。

「質の良い睡眠」の間に脳がしている大仕事

私たち一人ひとりに備わった体内時計は、生まれてから今まで、一日の体のリズムを刻み続けています。

大まかな流れは、

朝、目が覚める前から
↓体内時計の指令で深部体温(脳の温度)、体温が上昇する
↓覚醒作用のある副腎皮質ホルモンが大量に分泌されて、代謝が上がる。これにより目覚めやすくなる

夜が近づくと
↓起きて太陽を浴びてから平均して14時間ほどで覚醒度が下がり始める
↓夕方過ぎから副腎皮質ホルモンが減少し始める
↓寝る2時間ほど前から、催眠作用と放熱作用をもつメラトニンが、脳の松果体から分泌を開始する

↓寝る1時間ほど前から、脳の温度が下がり始め、一気に眠くなる
↓入眠

……このタイミングでベッドに入れば質の良い睡眠に入りやすくなります。
起きるべきときに起き、寝るべきときに寝て、活動と休息に関わる機能すべてが互いの時間関係を守れば、メンテナンスがうまくいき、体も心も健康になります。

では、体内時計のリズムに合わせて眠ると、脳内ではどのような変化が起こるのでしょう。睡眠の始まりから覚醒までを、これまでにふれたことも含めて、3つのステップで整理して見ていきましょう。

STEP① 眠る準備 眠気を誘うホルモン「メラトニン」が活性化

まずは眠りのイントロです。寝る時間に近づくと眠気を感じたりあくびが出ますが、これは体が寝る準備を整えたサインです。

準備は普段寝つく時刻の2時間ほど前から始まります。そのときに最も大事な睡眠のトリガーは、「メラトニン」の分泌が始まることです。

このホルモンは、覚醒している日中にはほとんど分泌されません。メラトニンは、体内時計の時刻調整をする作用、眠気をもたらす作用、そして放熱作用という、睡眠リズムを整える3つの作用を合わせ持つ希有なホルモンです。メラトニンが睡眠リズムを整えるのと同時に、朝の太陽光を浴びて規則正しいリズムで活動することで、メラトニン分泌リズムも調整され、相互に安定性を高め合います。

メラトニンの分泌に続いて、体内の熱が外に放熱される「熱放散」が始まります。**手足の血管から急速に体外に熱が逃げて、脳の温度が下がります。**人間の手足は、いわばラジエーターの役割を担っていて、ここから熱を発散します。眠りに入る前の赤ちゃんの手足がとても温かいのは、こういうわけです。

メラトニンの分泌や熱放散が始まる時期は、活動時に優位だった交感神経から副交感神経にスイッチが切り替わるタイミングでもあります。**横になったり、照明を消すなど、寝るための行動をとるだけでも副交感神経は優位になります。**

睡眠ホルモンの分泌、体温の低下、自律神経の切り替え——こうして準備万端でベッドに入れば、質の良い眠りの世界にす〜っと入っていけます。

STEP② 深く、浅く眠る
ノンレムとレム

いよいよ睡眠本番です。

私たちの眠りは「ノンレム睡眠」と「レム睡眠」という二つの異なる睡眠状態が交互に表れるかたちで構成されています。「レム（REM＝Rapid Eye Movement）」は「眼球の速い動き」。睡眠中に、閉じたまぶたの裏で眼球がくるくると素早く動くのがレム睡眠、動かないのがノンレム睡眠です。

眠りにつくと、さっそく表れるのがノンレム睡眠です。

ノンレム睡眠は、眠りの深さによってステージ1から4まであります。

ステージ3と4は脳を冷やして休める「深い眠り」で**「徐波睡眠」**と呼ばれ、人間やサルの仲間など、大脳皮質が発達した高等動物だけに見られます。**知的活動で頭を酷使するから、脳を冷やして休ませる必要があるのです。**

一方のレム睡眠は、筋肉をゆるめてエネルギーを節約しながら体を休めるのが主な目的とされています。ノンレム睡眠が表れたあと、およそ90分でレム睡眠が表れ、一晩のうちに「ノンレム睡眠→レム睡眠」が4〜5回ほどくり返されます。

レム睡眠とノンレム睡眠の違いをひと言で言えば、ノンレム睡眠は「脳の眠り」の時間、レム睡眠は「体の眠り」の時間と言えるでしょう。

一晩の眠りのうち、時間の長さでいえば、ノンレム睡眠が約8割、レム睡眠が約2割です。ただし、年齢や睡眠時間によって割合は変化し、ノンレム睡眠の「深い眠り」は若年者の方が長く、高齢になると短くなります。

ここでまとめておきましょう。

ノンレム睡眠とは

- 睡眠の約8割にあたる「脳の休息」の時間
- 大脳の活動が大幅に低下し、脳波は周波数の低いデルタ波が増える

(脳波は周波数の高い順にベータ波、アルファ波、シータ波、デルタ波の4つに分かれ、

覚醒時はベータ波、安静時はアルファ波が主体。ウトウトとまどろんでいる状態ではシータ波が表れ、より深い睡眠状態ではデルタ波が主体になる）

・副交感神経が優位に働く
・眼球は動かないか緩やかな動き

レム睡眠とは

・睡眠時間の約2割にあたる「体の休息」の時間
・大脳は覚醒に近いほど活発に働く一方、体の筋肉（骨格筋）はまったく動かない
・睡眠中でも、交感神経が一時的に興奮し、血圧、脈拍、体温などが一時的に上がる
・眼球が急速に動く
・ストーリー性のある夢を見る

こうして眠りの深さを変えながら脳と体を効果的に休め、修復や分泌、免疫の増強、ストレス解消、記憶の固定と消去などの作業を同時並行で行います。睡眠のステージに応じて自律神経の働きにも強弱をつけながら、スムーズに仕事をこなします。

STEP③ 目覚める準備 睡眠が浅くなり、脳の温度が上昇

通常の睡眠リズムでは、眠りに入ってすぐに深いノンレム睡眠（徐波睡眠）に入り、前半の3時間ほどで脳をしっかり休ませます。

その後、明け方に向かって浅いノンレム睡眠が増え、体内時計の働きで、目覚める準備が始まります。

具体的には、覚醒作用のある副腎皮質ホルモンの分泌が盛んになり、クールダウンされていた脳の温度も上がり始め、自律神経は副交感神経から交感神経に切り替わるなど、日中の活動に適したコンディショニングが行われます。質の良い睡眠がとれると、起きる準備も着々とすすみ、脳が覚醒してスムーズに起きられます。

以上、眠りの入口から目覚めまでの流れをざっとご紹介しました。

これらが円滑に行われるには、体内時計のリズムに合わせて眠り、質の良い睡眠をとることが条件です。寝る時間が大幅にズレたり、睡眠時間が短かったり、眠る環境が不十分だと睡眠のリズムがくずれて、メンテナンスが行き届かなくなります。

睡眠と覚醒の深いつながりを知る

ここで、睡眠の大切さを物語る話題を紹介しましょう。

「深い眠り」には大脳のクールダウンが不可欠

寝つきを良くする秘訣は、脳の温度を下げる「クールダウン」です。

普段、私たちは「脳の温度（脳温）」のことまではあまり気にしませんが、質の良い睡眠を目指すなら、意識を向けてみてください。

脳の温度、つまり体の中心部の「深部体温」は、37℃を中心に一日1℃ほど変化します。最も低くなるのは目を覚ます1～2時間前の早朝です。

その後、起きて覚醒すると上がり続け、夕方過ぎから眠る約5時間～2時間前にかけて最も高くなります。

睡眠と脳温リズムの時間的関係

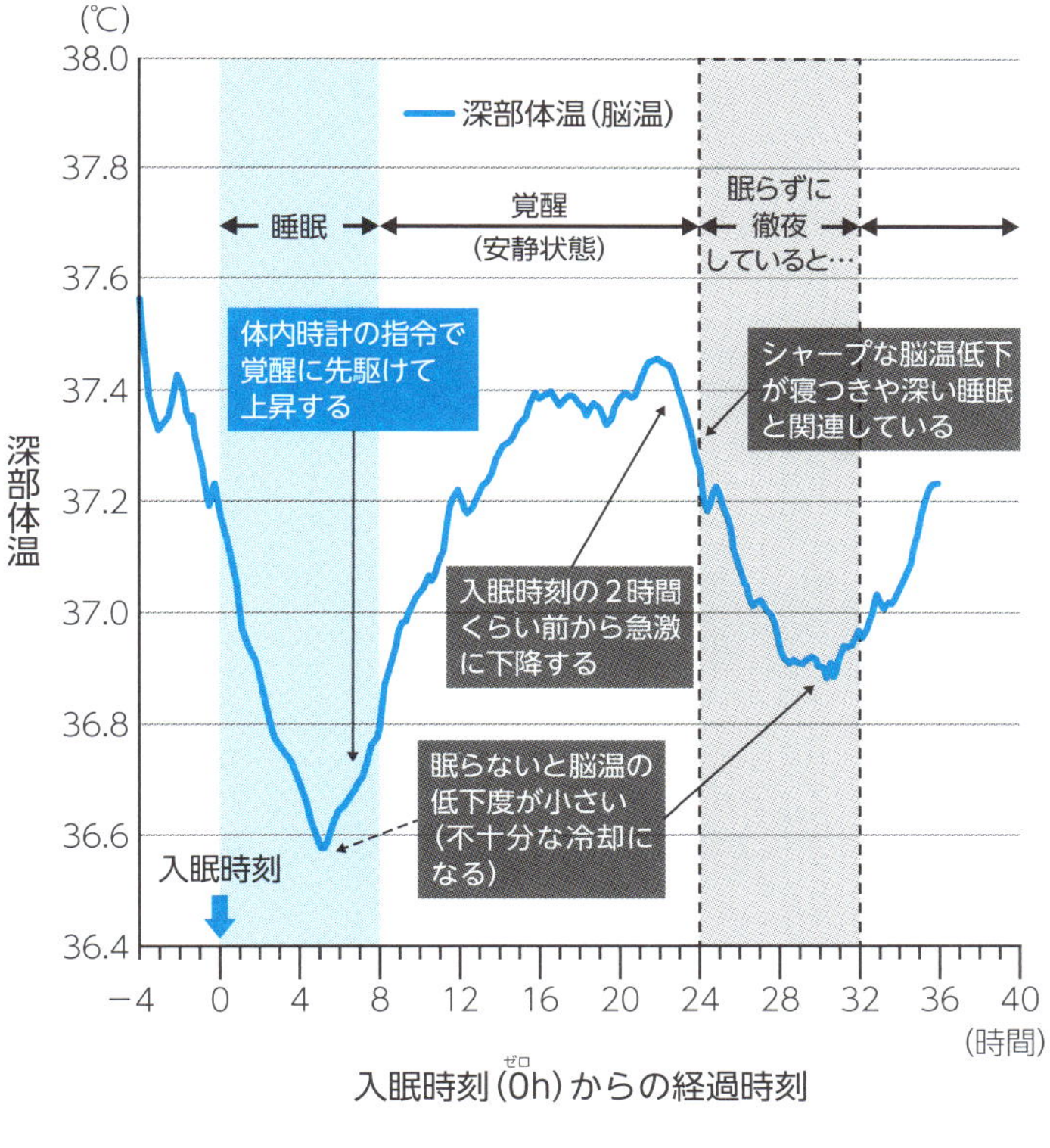

その後は、眠るまでのわずか2時間ほどで滑り落ちるように一気に下がり、その角度（勾配）が大きいほど深い睡眠が増えることが分かっています。

そこで、脳温の変化を計算に入れて入浴するのも快眠のコツです。つまり、体を温めて脳の温度を意識的に高め、温度が下がる角度を大きくするのです（180ページ参照）。

夜12時に寝たいなら、10時までに入浴し、体温が下がる間にストレッチをしたり、間接照明にしたりとリラックスモードにすることで、効果的に質の良い眠りに入りやすくできます。

「眠り始めの3時間」が勝負どころ

深い眠りである「ノンレム睡眠」が多く表れるのは、眠り始めから3時間程度です。

睡眠の質を高めるポイントはここです。**うまく脳をクールダウンし、すんなりと深い眠りに落ち、雑音や照明、トイレなどで「最初の3時間」の質を落とさないことが特に大切です。**途中で目覚めずにぐっすり眠り続けられるよう、室温調節などの環境づくりにも工夫が必要です。

覚醒度やパフォーマンスが最高になる時間がある

脳の温度は、日中の覚醒度にも大いに影響します。

深部体温が最も高まるのは、夕方過ぎから眠る約5時間～2時間前にかけてです。

このとき、脳波上では覚醒度が最大レベルになります。脳波上の覚醒度とは、暗室で安静に横になっても眠気のある脳波が現れず、眠りにくいことを意味しています。

夜12時頃に就寝する人でいえば、午後9時過ぎ頃に脳の温度と覚醒度がピークを迎えるわけです。

「午前中がピークと思っていた。夕方以降は効率も落ちるから、あまりハードな仕事やクリエイティビティが必要な仕事はしないようにしていた。意外だ」と思う人も多いでしょう。

ここで話を整理しておきましょう。

寝る数時間前にピークを迎えることが科学的に証明されているのは、深部体温と覚醒度のピークです。身体的な疲労が強くなければ、覚醒度の高いときにパフォーマンス（認知機能や作業能力）もピークを迎えるでしょう。

とはいえ、**深部体温や覚醒度のピーク時刻には大きな個人差があります。**

たとえば、朝型の人は深部体温リズムの位相（タイミング）がかなり前倒しになっているため、午後から夕方にかけてピーク時刻を迎えるかもしれません。逆に夜型の人は位相が後退しているため、深夜0時頃に「頭が冴える」という人もいます。

「午前中が効率が良い。夕方には疲労を感じる」という人もいますが、午前中に脳温や覚醒度がピークになることは通常ありません。

早い時間帯に調子が良いという人は「自覚している」パフォーマンスのピーク時刻が、脳温や覚醒度のピークと乖離《かいり》している可能性があります。そのような人には、睡眠慣性がなくて起床後に速やかに仕事にとりかかれるものの、一定時間集中すると逆に精神的もしくは身体的に疲労して集中力が低下するという人が多いようです。

いずれにしても、自分の体内時計の特徴（「朝型か夜型か」や「深部体温リズムの位相」）、睡眠慣性の強さ、疲労への抵抗力、仕事や行動の内容などを考慮しながら、どの時間帯にパフォーマンスが最高になるか、チェックしてみましょう。

次ページを参考に、2週間ほどかけてご自身の「パフォーマンスが最高になる時間帯」を記録してみてはいかがでしょうか。これは「朝型夜型 質問票」という調査票から抜粋

朝型か夜型かをチェック①

今日、5時間続けて仕事をするとします（休憩を含みます）。

興味がある仕事内容で、出来映えに応じて報酬がもらえます。

あなたの好きな時間帯を選び、下の例のように、**5時間つづけて**塗ってください。


【例】たとえば、午前10時から午後3時までなら、下のように塗ってください。

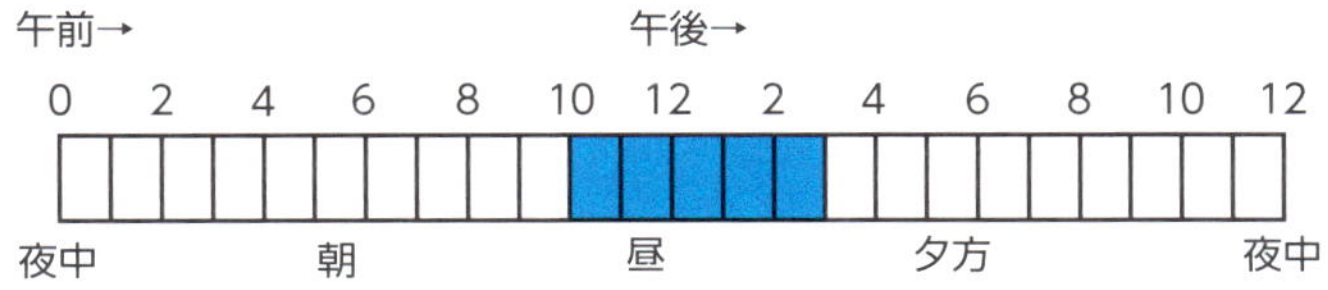

【あなたの回答】

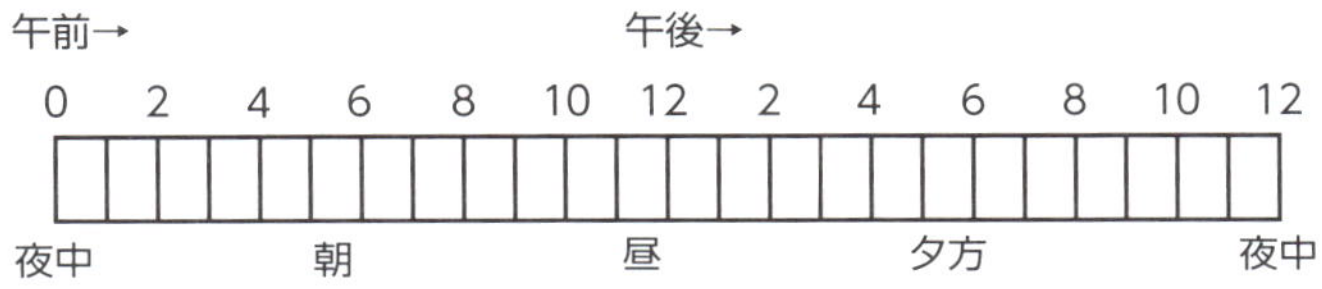

した項目です。

ご自分のパフォーマンスのピークタイムを把握し、それをもっと別の時間帯に最適化したければ、光や睡眠スケジューリング法を利用して調整しましょう。

不眠傾向がある人の要注意ポイント

ところで、脳の温度がピークを迎え、最も覚醒度が高まる時間帯は、「覚醒維持ゾーン」とも呼ばれています。

いまふれたように、普段の就寝時間の約5時間〜2時間前あたりの、パフォーマンスが高くなる時間帯ですが、一つ要注意な点があります。

というのは、特に不眠がちの人は、この時間帯に「今日はちょっと早めに寝よう」とベッドに入ると、目が冴えて眠りづらくなり、かえってストレスになる危険性があるのです。

最も頭が冴える時間に無理矢理眠ろうとしているのですから、眠れないのが普通なのです。

就寝1〜2時間前になれば、体は急速に眠る準備に入るので、そのタイミングを待ったほうがラクに眠れます。

「メジャースリープ」が病気にならない体をつくる

「メジャースリープ」とは「まとまった睡眠」といった意味です。レム睡眠とノンレム睡眠が正しいリズムでくり返される睡眠の構造のことです。

睡眠の正しいリズムをおさらいすると、眠り始めてすぐ深いノンレム睡眠（徐波睡眠）に入り、およそ90分でレム睡眠が表れ、「ノンレム睡眠→レム睡眠」を4～5回ほどくり返し、浅いノンレム睡眠がだんだん増えていって目覚めに向かいます。

これをきちんと「セットで」確保することが「メジャースリープ」です。細切れにしてはいけないということですね。

よく「90分で1サイクルだから、3時間ずつ2回に分けて寝ている。だから問題ない」と考えている人がいますが、これではメジャースリープの恩恵を得られません。

なぜなら、先に説明した睡眠の役割を果たすには、一定以上の時間が必要だからです。「2サイクル、3時間程度」では、まったく足りません。また、睡眠前半の深いノンレム睡眠、後半の浅いノンレム睡眠、周期的に出現するレム睡眠という時間的関係性も、記憶の固定や糖代謝の回復に重要です。

メジャースリープを維持するには、必要睡眠時間の個人差を考慮しても、6~7時間は必要です。睡眠時間が短いと、寝ている間に体がしているメンテナンスが途中で強制終了させられることになります。修理に出したバッグでいえば、接着剤が乾いていないのに使い始めるようなものです。

この状態だと「睡眠負債・疲労・うつ」の悪循環に陥りやすくなります。長期的には、糖尿病や高血圧など生活習慣病のリスクも高まります。

「ノンレム睡眠は確保できているからOK」ではない

8時間眠る必要がある人が、4~5時間しか寝られなかったとします。明らかに睡眠不足です。その場合、レム睡眠とノンレム睡眠、深い睡眠と浅い睡眠のバランスはどうなると思いますか?

そのまま全体的に均等に圧縮されると思う人もいるかもしれませんが、違います。実は4時間でも5時間でも、「深い睡眠(ステージ3~4のノンレム睡眠=徐波睡眠)」はまったく減らないのです。8時間寝たときとほぼ同じで、むしろ増える傾向さえ見られます。

では削られるのはというと、浅いノンレム睡眠と、レム睡眠です。

なぜ深い睡眠は減らないのかというと、優先順位としてどうしても削れないからです。人間は頭をよく使って生活するので、覚醒時に酷使した大脳をとにかく休めなくてはなりません。そこで最低限必要な眠りだけは最優先で確保するのです。

とはいえ、「深い睡眠がとれるなら短時間睡眠でも大丈夫」と決して早合点しないでください。脳と体のレストには、先にも紹介したように浅いノンレム睡眠やレム睡眠も不可欠なのです。短時間睡眠でこれらが省略されるのは、体にとってはかなりのダメージです。

しかも、睡眠が不十分だと目覚めるための体の準備が間に合いません。脳の温度が下降している途中や、まだ十分に上昇していないのに起床しなければなりません。

これが、目覚めが悪く、寝起きに頭がぼんやりする「睡眠慣性」が起こりやすくなる原因です。

「憶えた後に眠る」が最も効率が良い

「睡眠と記憶」については科学的な研究が進んでいますが、そもそも「記憶」とは、新しい記憶を固定して保存し、思い出す（「想起」）までを行う能力のことです。

現代は情報量が多くオーバーフロー気味ですが、通りすがりの風景や車中での人の話し声なども無意識のうちに、私たちの脳は記憶しています。そこで、頭が混乱しないよう、睡眠中に「必要なこと」はしっかり固定し、「余計な情報」は削るという刈り込み作業が行われているのです。

記憶の形成・固定に最初に関わる脳の部位は「海馬」ですが、大切な情報をここに記憶するには、憶えた後に十分に眠った方がいいことが数々の実験から分かっています。

たとえば、同じ単語の暗記をするにしても、夜に憶えた後8時間眠ってから思い出すのと、朝勉強して8時間後の夕方に思い出すのでは、前者の方が効率よく想起できることも証明されています。

高いパフォーマンスを出したければ、「学習してから眠る」のがコツです。

ピアノやヴァイオリンなど、身体記憶を必要とするものも、「練習→眠る」サイクルを取り入れる方が記憶を固定しやすくなり、早く上達できるでしょう。

記憶の固定作業はノンレム睡眠、レム睡眠がともに貢献しています。また、深いノンレム睡眠中に表れるデルタ波や、浅いノンレム睡眠中に表れるスピンドル波の出現が、手続き記憶（ピアノの指使いや、自転車に乗るなど、言葉で表現しにくい技能）や陳述記憶（単語の記憶など言葉で表現できる記憶）のいずれにも深く関連していることが分かっています。

つまり、**ノンレム睡眠やレム睡眠が別々の記憶に作用するのではなく，睡眠の構成要素すべてが正常なパターンで出現することが、記憶の固定に必要であると考えられています。**これは睡眠による記憶の「連続処理仮説」と呼ばれ、先ほどの「メジャースリープ」の大事さを示す一例です。

「寝る前に何度も暗記」で記憶力アップ

脳科学的に見ると、記憶するときは、細胞同士をつなぐ「シナプス」と呼ばれる接着部分が特定のパターンで強化され、ある特定の細胞から別の細胞へと連続で発火するような活動パターンが起こりやすくなり、記憶として刻まれる仕組みになっています。しかも、くり返し発火することで固定しやすくなります。

睡眠中は、昼間に学習して得た発火パターンをくり返す「リプレイ」と呼ばれる現象も観察されていて、これが睡眠によって記憶が固定される仕組みの一端と考えられています。

たとえば、英単語などをくり返し憶えてから眠れば、その単語に関連した細胞の発火パターンが生じやすくなり、結果的に想起しやすくなります。よく眠れば、疲れも解消し、テストにしろ仕事にしろ、すっきりした頭でのぞめるでしょう。

記憶のクリーニング――嫌な記憶、余計な記憶はごみ箱へ

眠ることで記憶が固定しやすくなるなら、固定したくない情報があるときは「眠らない」という解消法も考えられます。

実際、ＰＴＳＤ（心的外傷後ストレス障害）になりそうなストレスフルな出来事があった直後は「眠らない方がいい」という考え方があります。

一例として、大地震など大きなストレスに遭遇した直後の数日間に不眠が生じるのは、あえてトラウマ体験の記憶が刻まれないようにする生体反応だと考える研究者もいます。

もちろん、長期間にわたって不眠を続けるのはメンタルヘルスを健康に保つうえで逆効果です。トラウマ体験から日が経つにつれて記憶に対する睡眠の役割が変化し、こんどは記憶に紐付けられたネガティブな情動を弱めるという研究報告もあります。

たとえば、津波を経験した人の場合、当初は大きな波を見ただけで津波を思い出し恐怖感が湧きますが、十分に睡眠をとることで、津波のことを忘れてはいないものの恐怖感が一緒に湧き上がることが少なくなるといった具合です。

このように、良い記憶を残すうえでも、嫌な記憶を消去するためにも、よく眠ることが基本です。

「目覚めが爽快なら万事ＯＫ」ではない

朝の目覚めが爽快だと「よく眠れた」と思いますが、目覚めの良さだけでは睡眠の質の良し悪しは判断できません。

特に、「普段はたいてい寝起きが悪い」という人は、その日たまたま目覚めるタイミングが良かっただけかもしれません。

というのも、レム睡眠とノンレム睡眠をくり返す睡眠リズムの過程では、起きやすいタイミングがあるからです。

絶妙のタイミングは、レム睡眠が終わった後に来る「浅いノンレム睡眠」のときです。

たとえ睡眠時間が短くても、たまたま浅いノンレム睡眠の最中に何かの物音で目覚めたり、ちょうどよくアラームが鳴れば、「ああ、すっきり目覚められた」と感じられてしまうことがあります。

では、本当に質の良い睡眠をとれたか、そうでないかのチェックポイントとは？

目覚め感のいい朝が一日や二日ではなく、継続できているなら、良い可能性が高いでしょう。ぬか喜びなのかどうかは、しばらく朝の目覚めを観察してから判断してください。

The Best Habits of Success : Sleeping and Wakefulness

正しい睡眠リズムを乱す生活習慣

メジャースリープ、つまり夜のまとまった睡眠が充実すれば、脳は睡眠中に最高の仕事ができるので、疲れも一晩でリセットされるでしょう。ところが残念ながら、私たちは自然の睡眠リズムを乱すことばかりやってしまいがちです。以下は、よくある事例です。

・仕事や家事に忙殺され、いつも睡眠時間が足りない

睡眠時間が足りない生活が習慣化すると、体内時計のリズムは乱れ、本来、睡眠中にやるべき仕事が十分できなくなります。

・起きる時間がころころ変わる

寝る時間、起きる時間が日ごとに変わると体内時計も混乱し、睡眠の質も低下してしまいます。平日も休日も、毎日同じ時刻に寝起きすることが快眠の鉄則です。

・寝室や寝具など、眠る環境に問題がある

部屋の明るさ、騒音、パートナーのいびき、室温や湿度、寝具の具合など、どれか一つでも気になるところがあれば、快眠の妨げになります。

・寝る直前までスマホやテレビを見ている

体が眠る準備に入ったら、スマホやテレビを見るのはNGです。脳の覚醒反応が生じて寝つきが悪くなってしまいます。

・ストレスフルな生活で悩みがち

悩み事があると、ベッドに入っても交感神経が興奮して眠りが浅くなり、治療が必要な不眠や抑うつになるリスクも高まります。

・長い昼寝がクセになっている

昼寝をすると眠気がとれるし、勉強や仕事の効率も良くなりますが、長すぎる昼寝や午後3時以降の昼寝は良くありません。1時間以上寝ると夜の睡眠の妨げになるので、20～30分までにとどめるようにしましょう。

・夜、電車の中で居眠り

通勤時間が長いと居眠りしがちですが、やはり長く眠ると夜の睡眠に悪影響が出ます。特に帰宅途中の居眠りは、その日の夜の睡眠の質を低下させます。

・夜勤があり、昼と夜が逆転した生活をしている

24時間眠らないコンビニや飲食店のスタッフ、医師や看護師、警察官、消防士、宅配業者など、夜勤に従事する人は増加傾向にあり、今は5人に1人以上ともいわれます。

深夜勤務では、睡眠の問題が起こりやすく、多くの夜勤者が疲れや睡眠不足に悩まされています。体内時計は朝目覚めて夜は眠くなるように設定されているので、昼夜逆転の生活では、体への負担が大きくなります。

実際、昼夜逆転の生活を強いられる職業の方が退職した途端、バタバタと体調をくずす事例は枚挙にいとまがありません。

・寝酒をよくする

日本人は世界の中でも「寝酒」をする人がダントツで多いことをご存知でしょうか。寝つきを良くする目的もあるのでしょうが、先に触れたように、すぐ眠れても睡眠の質は下がってしまいます。

以上、思いあたることがあれば、さっそく誤った睡眠習慣を見直してみましょう。対策については5章以降をご覧ください。

睡眠負債をため込むと寿命が削られる

ここで、睡眠の問題から起こる悪影響について、まとめておきましょう。睡眠の質が低下するほど健康リスクは拡大し、寿命さえも脅かすことになりかねません。

睡眠負債の初期から長期にかけて、あなたに起きること

①パフォーマンスが急降下し、ミスが増える

パフォーマンスのレベルは一日の中で変化し、ただ普通に生活していても、起きてから17時間もすれば認知能力は酒気帯び運転と同レベルまで下がります。

睡眠不足ならなおさらです。記憶力、理解力、判断力、集中力、計算力、処理能力、意欲、クリエイティビティ、コミュニケーション力まで総じてダウンし、大きなミスにもつながります。歯止めをかけるには、本質的には睡眠による休息しかありません。

②人命に関わる大事故がわが身にふりかかる

先述のように、4時間睡眠を続けると、2週目には「3日連続徹夜」と同レベルまでパフォーマンスが下がるのだから「魔が差した」というような事故が起こって当然です。

とはいえ、短時間睡眠を続けながら長距離運転をしたり、夜勤に従事する人は少なくないでしょう。過密勤務のバス運転手が引き起こした痛ましい事故もまだ記憶に新しいところで、睡眠不足に起因する交通事故は後を絶ちません。

24時間全体の危険度を1とすれば、明け方近くの午前4時頃は、リスクが4～5倍ほど

高まるといわれます。調べてみると、原発事故や大型産業事故など、世界的な重大事故も、ちょうどパフォーマンスが底に落ちる深夜の時間帯に起こっています。

アメリカで発生した「スリーマイル島の原発事故」は1979年3月28日、**午前4時37分。**

旧ソ連（現ウクライナ）で発生した「チェルノブイリ原子力発電所事故」は1986年4月26日、**午前1時23分。**

海上で発生した人為的な環境破壊では最大級とされる石油タンカーの「エクソンバルディーズ号原油流出事故」は、1989年3月24日、**午前0時4分。**

すべて午前0時を過ぎた夜間に発生しています。

これらの事故の一因は、運用スタッフや警備スタッフ、航海士などのシフトワークや睡眠不足だといわれています。危険な作業や運搬などの業務は人命に関わり、睡眠を軽視すると取り返しのつかない事態を引き起こします。事故の加害者、被害者、どちらにもなりうるわけで、厳重な注意が必要です。

③免疫力が低下し、疲れと病に悩まされる

「免疫力」の強化や維持は、睡眠の大切な役割の一つです。

睡眠負債がたまれば、当然、免疫力の低下が起こります。すると疲れやすくなるし、風邪もひきやすくなるなど、体の故障が増え、治りにくくなります。

一時的な睡眠不足などで体が疲弊すると、さっそく免疫システムが作動し、免疫物質の「サイトカイン」が一時的に増えることは、前章でお話した通りです。

ただし、これは緊急時に身を守るための手段で、長くは続きません。サイトカインは一時的には活性化するものの、その後はしだいに落ち込み、睡眠不足が続けば漠然とした疲労感などにつながっていきます。免疫力を高める一番のクスリは眠ることなのです。

④感情が抑えられず、気分のムラが激しくなる

睡眠と情動との関連性についておさらいすると、睡眠不足のときは、情動統制に関わる脳機能（前帯状回による扁桃体のブレーキング）が低下し、たった2日程度の睡眠不足でも気分の浮き沈みが激しくなります。

普段は穏やかな人が怒りっぽくなったり、沈みがちになるなどの異変があり、長期的にはうつ病の罹患リスクも高まります。「最近、怒りや不安や不満を自分でうまく処理できない」と感じるなら、睡眠の問題を疑ってみてください。

睡眠不足が招く病気——うつ病や生活習慣病

睡眠に問題があると、免疫力や代謝能力が下がって病気にかかりやすくなることは、さまざまな研究から実証されています。

なかでも、睡眠不足や睡眠リズム障害（夜勤など）で罹患率が高まる代表的な疾患といえば、

- **うつ病**
- **糖尿病**
- **高血圧**
- **高脂血症**
- **脳卒中**
- **心筋梗塞**

・がん

などです。ほかにも免疫疾患など多数の疾患が、睡眠と関連することが分かっています。

例えば、**睡眠不足があると、ほんの数日でインスリンに対する感受性が低下し、同じ食事をとっても血糖値が上昇しやすくなります。また、摂食ホルモンにも変動があり、食べ過ぎを抑えるレプチンというホルモンが減って、太りやすくなることが分かっています。**

肥満が糖尿病、高血圧、高脂血症を招くことは周知の通りです。さらに進むと心血管疾患（心筋梗塞や脳血管疾患）のリスクも増します。

自律神経の働きから見ると、睡眠不足では交感神経が過緊張になり、高血圧、高血糖を起こしやすくなります。また、**ストレス時に増えるコルチゾールなどのホルモンも普段から過剰に分泌され、抑うつなどの心の変化も表れやすくなります。**

結果的に、睡眠不足がさまざまな病の引き金になり、放っておくとある日突然、重篤な疾患で倒れてしまう危険もあります。

がんについていえば、シフト勤務（夜勤）の人は発症しやすいという報告があります。

短期的には勤務中に眠気が出る程度でも、**長期にわたるほど体は蝕まれ、夜勤の年数が5〜10年では糖尿病や高脂血症などのリスクが、10年を超えると直腸がん、子宮がん、乳がん、前立腺がんなどのリスクが高まるとされています。**

睡眠の健康への悪影響が次々と明らかになることで、昨今、WHO（世界保健機関）でも対応が議論されるなど、世界的に危機感が高まっています。

20代の健康な男性を対象にした実験では、1日あたり1時間の睡眠不足でもインスリン、甲状腺ホルモン、ストレス関連ホルモン・コルチゾールなどの内分泌機能の数値が悪化することが分かりました。ただし、睡眠不足を解消すると、血圧、血糖値、ホルモンなどが、望ましい数値に落ち着いていきます。早い段階であれば、きちんと眠ることで体の治癒力がすぐに発揮されるのです。

・認知症のリスクが高まる

睡眠が不十分だと、長期的には「認知症」のリスクも高まります。

「睡眠不足」と「認知症」は一見、あまり接点がなさそうに思うかもしれませんが、大いにあります。

まず、認知症を知るうえで重要なキーワードが「アミロイドβ《ベータ》」と呼ばれるタンパク質です。このアミロイドβが脳内にたまりすぎると細胞を破壊し、アルツハイマー病の一因になることが分かっています。アミロイドβは健康な人の髄液中にも存在し、普通は短時間で分解されますが、睡眠不足だとその分解がうまくいかなくなるのです。

私たちの体には、もともと細胞の老廃物を回収するすぐれた清掃システムがあり、主にリンパ液を介して血液から尿へと排泄されます。ただし、脳の中は神経細胞や血管がぎっしり詰まっていて細胞間の隙間が狭いため、清掃システムもちょっと特殊です。その方法は、昨今、米国ロチェスター大学の研究チームの研究によって明らかになり、やはり「睡眠」が深く関わっていました。

どういうことかというと、夜間の睡眠中には脳内の細胞がぎゅーっと縮んで細胞間に広い隙間ができます。これによって老廃物が回収しやすくなることが分かったのです。細胞と細胞の間にできた空間に、老廃物を洗い流す脳脊髄液（脳を包んでいる液体で、間質液とも呼びます）が増え、昼間よりも効率よく脳内のごみを回収できるというメカニズムです。

そして、集められたごみは、静脈を取り巻く隙間を通って脳外へと運び出されるのです。睡眠に問題があると、この脳のクリーニングがうまくできなくなります。

中高年を対象にしたある調査では、睡眠時間が短いほどアミロイドβの脳内蓄積が多いことが分かっています。つまり、老廃物がスムーズに回収できなくなるわけで、その状態が10年、20年と長期的に続けば、アルツハイマー病のリスクが高まるのです。

すでに認知症を発症した高齢者は睡眠障害が表れやすいので、さらに悪循環です。アミロイドβは、もともと昼間は高く夜間に低くなるリズムがありますが、アルツハイマー病患者はこのリズムがくずれ、夜間のアミロイドβ量が高いのです。また、健康な人でも、徹夜するとアミロイドβ濃度は上昇します。

赤ちゃんの頃はアミロイドβはほとんどたまっていませんが、30代を過ぎれば徐々にたまり始めます。

もちろんアミロイドβがたまる速度やタイミングには個人差があり、遺伝的な影響も少しありますが、対策を始めるのに早すぎることはありません。質の良い睡眠を保つことが認知症予防にも不可欠なのです。

睡眠の問題は、ほとんどの病の入口になりますが、逆にいうと、睡眠習慣を見直せば、さまざまなリスクを回避できるということです。

健康長寿をまっとうする確実な方法は眠りの質を上げること、脳が最大限に「睡眠中のメンテナンス」をできるよう、自ら導いていくことが大事です。

コラム③

睡眠負債がたまると笑顔に反応できなくなる!?

私たちは、他人の言動に対して共感したり、同情したりします。これはミラーニューロンという脳内にある神経細胞の働きによるもので、スポーツの試合を観戦中に選手のプレーに同調して興奮したり、好きなお笑い芸人の顔を見てにんまりしたり、泣いている人を見て一緒に泣いてしまうのも、その感情に反応するミラーニューロンが活性化するからです。

そして実は、睡眠不足を続けると、ミラーニューロンの働きにも変化が見られます。

以前、喜怒哀楽を表す顔の画像で実験したところ、睡眠不足の人は怒った顔に強く反応し、笑顔に対しては無反応になる傾向が見られました。睡眠不足で疲れぎみだと、不快な表情に同調しやすくなるわけで、明らかにメンタルヘルスが悪化している証拠です。

「面白い話を聞いても、一緒に笑えない」

「相手のジョークを笑い飛ばせず、むしろカチンときてしまう……」

といったことがあるようなら要注意です。さっそく睡眠習慣を見直してみてください。

4章

「新しい常識」を味方につければパフォーマンスが上がる

「間違った常識」に振り回されないために

ここで原点に戻って、みなさんがよく知っている「睡眠の常識」とその「常識のウソ」の話題に移りましょう。なぜ「ウソ」なのかというと、今、信じられている睡眠常識の中には、科学的な根拠がなく、都市伝説としか言えないようなものがいくらでもあるからです。

「早起きはやっぱり体に良い」
「8時間寝ないとやっぱり体には良くない」
「美肌のためには、夜10時から夜中の2時までの間、眠っていることが大事」

……これらはあたかも万人に共通する真理のように語られてきましたが、100パーセント正解ではありません。

睡眠についての情報は本やインターネットでたくさん入手できますが、残念ながら科学的に根拠のないものも広まっているのが現実です。私はあるときその現実を知り、「これではいけない」と、真実をお伝えするよう努めてきました。

改めて頭に留めていただきたいのは、**適正な睡眠時間の長さや、眠りやすい時間帯には個人差があり、科学的な見地から「この時刻に寝て、この時刻に起きるのが、誰にとっても正しい」というものはない**ということです。

ここで、従来の常識をいったんリセットし、正しい知識に塗り変えておきましょう。

1

誤 8時間寝ないといけない

正「必要な睡眠時間」は一人ひとり異なる

1章でも触れましたが、**「1日8時間眠るのが正しい」という「8時間神話」が、なぜか日本では定着していますが、これこそ最初に改めていただきたい旧常識です。**

日本人の平均睡眠時間は「7時間42分」ですが、必要な睡眠時間には個人差があり、9時間必要な人もいれば、6時間程度で十分という人もいます（自分にとってベストな「必要睡眠時間」を知る方法は169ページでご紹介します）。

大事なことは、残念ながらほとんどの人は、実際の睡眠時間と必要睡眠時間にギャップがあり、少なすぎても多すぎても疲れなどの不調が表れやすくなるということです。

そこで、自分の必要睡眠時間を知っておいたほうがいいのですが、詳しいチェックにはある程度の時間を要するため、ここではまず、起きているときの体感から今の睡眠の良否を知るコツをお教えしましょう。ポイントは二つあります。

- **目覚めたとき、ある程度の満足感があるかどうか？**
- **日中、眠くなったり、疲れを感じたりせず、快適に過ごせるかどうか？**

睡眠と覚醒は互いを映し出す関係なので、活動時の体調から、睡眠の問題も大まかに判断できます。日中を快適に過ごせるなら、睡眠にも大きな問題はないと考えられます。

ところで、必要睡眠時間は、生涯同じではなく、年齢によっても変わります。

「若い頃は長いこと熟睡できたし、夜中にトイレに起きることもなかったのに……」

というのは中高年に多い悩みですが、これはいわゆる加齢現象で、白髪ができるのと同じようなことです。前にふれたように、睡眠時間は年齢と共に短くなり、眠りも浅くなるので、10代の頃は8時間睡眠が必要だったとしても、還暦を過ぎる頃には6時間台程度でも十分になる人も多いのです。その理由の一つに、基礎代謝の低下があります。

基礎代謝とは、呼吸や体温など、生きるために必要な最小限のエネルギー消費量のことですが、若い頃は基礎代謝が高い「燃費が悪い体」なので、よく眠って体を回復させなければなりません。年を重ねると、基礎代謝が減って「燃費のいい体」に変わるため、たくさん眠らなくてもよくなるのです。省エネ型になるわけですね。

ですから、**日中に不調を感じなければ、睡眠時間が短くてもあまり心配しなくて大丈夫**です。どの年齢層の方も、まずは「日中を元気に過ごせるかどうか？」「しっかり覚醒できているか？」を目安に、今の睡眠時間と質をチェックしてください。

2

誤 午後10時〜深夜2時の「ゴールデンタイム」に熟睡すると美肌に

正 何時に寝るかより「寝始めの3時間」が大事

女性誌でもよく取り上げられる「美肌のゴールデンタイム」や「シンデレラタイム」の話題も「都市伝説だった」と言ったら驚かれるでしょうか。

その伝説とは、「午後10時から夜中の2時までの間、眠っていれば成長ホルモンがたっぷり分泌されて美肌になれる」。

しかし本来、成長ホルモンの分泌には、何時に眠るかは関係ありません。

真実とウソを明確にしますと、まず「成長ホルモン＝美肌ホルモン」というのは、半分は正解です。成長ホルモンは、骨や筋肉の成長を促し、細胞の修復、タンパク質の合成にも関わるため、皮膚細胞の修復にも貢献してくれます。

ただ、大人になると成長ホルモンの量は成長期より格段に減るため、恩恵を受けるにはとにかく深く眠ることが肝心です。また残念ながら、大人の体内で分泌される程度の成長ホルモンが本当に「美肌」をもたらすかは、医学的にきちんと証明されていません。

一方、**「美肌ホルモンがゴールデンタイムにたっぷり分泌される」というのは、ウソです。**

成長ホルモンは、時間指定で分泌される性質のものではなく、主に深いノンレム睡眠（徐波睡眠）の最中に分泌されます。そして深いノンレム睡眠は眠り始めから約3時間の間に多く出現します。そのため、「午後10時から夜中の2時までの間」という都市伝説が生まれたのでしょう。

くり返しますが、成長ホルモンが分泌されるのは特定の時刻ではなく、深いノンレム睡眠中です。つまり、夜勤明けの看護師さんが帰宅してから明け方以降に寝たとしても、深く眠れば十分に分泌されるわけです。

体内時計に合わせて質の良い睡眠をとることは健康維持の基本ですが、成長ホルモンに関しては、「いつ寝るか」を気にしすぎなくてもいいということです。

3

誤　平日の睡眠不足は週末の寝だめで取り戻せる

正　眠気や倦怠感は取れても睡眠負債は解消できない

週末の寝だめは、手っ取り早い寝不足対策ですが、**実際に寝だめで解消できるのは、眠気とだるさだけなのです。**それも週末だけの一時的な効果です。残る平日5日間の睡眠負債の悪影響を全て解消することはできません。

平日忙しく働いたんだから週末の朝くらいゆっくりしたいという気持ちは、痛いほど分かります。しかし「寝だめ」はそもそも体内時計のリズムを乱し、私たちの体内環境を**「社会的ジェットラグ」**という状態に陥らせることが明らかになっています。

「ジェットラグ」とは、日本語では「時差ボケ」のことです。時差ボケは海外旅行の時に経験するものと考えている人が多いと思いますが、**国内で生活をしていても時差ボケは生じます。**

時差ボケとは、体内時計と睡眠時間帯がズレてしまう現象で、夜勤の時がその代表です。昼夜が逆転する深夜勤では、地球の裏側、たとえばニューヨークに行ったときと同じ時差ボケが生じます。違いは、ニューヨークでは現地で1週間ほど過ごすケースが多いと思いますが、夜勤は一晩程度で終わることが多い点です。

ただし、

- 深夜勤、準夜勤、日勤がそれぞれ1週間ずつ交代していく
- 夜勤と日勤が1週間ずつ交互に続く

などの夜勤体制をとっている企業もあります。**このような夜勤に従事している人は、常に体内で時差ボケ状態が続いていると思われます。**

さて、週末の寝だめによる社会的ジェットラグに話を戻しましょう。

寝だめ習慣のある人は、例を参考にして、平日と休日の**「睡眠中央時刻（Mid sleep time; MS）」**を計算してみてください。睡眠中央時刻とは、寝ついた時刻と目覚めた時刻の中間点です。そして平日のMSと休日のMSの差（ΔMS）が、「社会的ジェットラグ」の指標です。

たとえば、

時差1時間は、台湾、中国、フィリピン
時差2時間は、タイ、カンボジア、ラオス
時差3時間は、バングラデシュ
時差3時間半は、インド

といったように、大量に寝だめして月曜に元に戻すのは、先述のように「毎週末アジア旅行に出かけて帰ってくる生活をくり返している」ようなものなのです。

週末に寝だめをする人の中には、体内時計が夜型の人が多くいます。平日に寝つきが悪いため、睡眠不足になりがちだからです。さらに悪いことに、週末の寝だめにより体内時計がさらに後ろに大きくズレて、体調をくずしやすくなり、抑うつも強くなることが分かっています。

ジェットラグを作らないコツは、寝だめの時間を平日に分散させ、平日も休日も同じ時間に起きることです。たとえば、土曜日の朝に3時間、日曜日の朝に2時間、週末合わせて計5時間寝だめをしている人の場合、その5時間を平日に1時間ずつ均等に割り振れば、

平日と休日の「睡眠中央時刻の差（ΔMS）」を知る

平日
23時に寝て、7時に起きる
睡眠時間８時間、睡眠中央値３時

休日
23時に寝て、7時に起きる
睡眠時間８時間、睡眠中央値３時

ΔMS
０時間

平日
０時に寝て、６時に起きる
睡眠時間６時間、睡眠中央値３時

休日
２時に寝て、10時に起きる
睡眠時間８時間、睡眠中央値６時

ΔMS
３時間

平日
１時に寝て、６時に起きる
睡眠時間５時間、睡眠中央値3.5時

休日
４時に寝て、14時に起きる
睡眠時間10時間、睡眠中央値９時

ΔMS
5.5時間

1週間の総睡眠時間は同じでも、社会的ジェットラグは消失します。

「平日に今より1時間も長く寝られない」という声が聞こえてきそうですが、本当にそうでしょうか。OECDの調査では、アメリカやフランスなど他の先進国の睡眠時間は日本よりも1時間以上長いのです（61ページ）。日本人にだけ、睡眠時間を長くできない事情があるとは思えません。

出社時間などの都合で「起きる時間」は変えづらいでしょうから、平日の睡眠時間を長くするには**「早めに寝る」**必要があります。

ただ、社会的ジェットラグに陥りやすい夜型の人は、早寝が苦手です。このようなときは、寝つきを良くするために体内時計を前にずらす（朝型に修正する）工夫が必要です。

くわしくは6章で説明しますが、一番効果的なのは、午前中に太陽光を浴びることです。朝起きてカーテンを開け、目で光を感じることで、後ろにズレた体内時計を前に戻すことができます。また、夜間の照明をできるだけ落とすのも効果的です。

「週末にもいったん早起きする」というのは、初めは寝不足感があってつらいかもしれませんが、3週間も続ければ体が慣れて体内時計も前倒しされ、夜も早めに眠気が出て眠りやすくなります。

4

誤 靴下を履いて温かくして眠る

正 靴下は深い睡眠の妨げになる

あなたは、寝るとき靴下を履きますか?

それとも脱いで素足で寝ますか?

冷え性の方は、「もちろん履いて寝ます」と即答するかもしれませんが、実はそれは快眠を妨げる眠り方です。寝つきが悪くなるのです。

寝つきを良くする決め手は、3章でも少し触れましたが、「脳のクールダウン」です。つまり眠る前の約2時間で脳の温度を下げることです。そのためには、特に手足からしっかり放熱する必要があります。入浴や足湯などで末端の血流を良くすると、放熱が促されます。お風呂に入った後、横になってリラックスすれば、毛細血管も開いて広がり、特に手のひら、足の裏から熱が逃げやすくなります。しかも、横になっているときや睡眠中は、体の熱を生み出す筋肉もゆるむため、熱産生が低下し、速やかに深部温度が下がるのです。

ところが、靴下を履くと、放熱を妨げるため、脳のクールダウンがうまく進まず、睡眠の質も低下します。先ほど触れた睡眠前半で出現しやすい深いノンレム睡眠中の成長ホルモンの分泌にも影響するでしょう。

「たった靴下1枚で？」と思われる方もいるかもしれませんが、その影響力は思った以上ですから、「脱いで寝る」のが望ましいのです。

ただし、冷え性の方などは無理は禁物です。 冬など、どうしても寝具の冷たさが気になるという場合は、履いたままベッドに入り、ある程度温まったら脱ぐといった工夫をするといいでしょう。特に冬場、寝具が冷えて、寒さから末梢の毛細血管がぎゅっと縮むのは、熱を逃がすうえでマイナスです。この場合は、電気毛布などであらかじめ寝具の中を温めておくといいでしょう。

ただし、布団の中の温度が体温と同程度まで上がると熱を逃がせなくなるので注意してください。対策として、タイマーをセットして1時間ほどで切れるようにするといいでしょう。このあたりはご自身の部屋の温度や寝具の温度を見て調節してみてください。

5

誤 エアコンの風は不自然だから極力使わない

正 我慢するよりタイマー等で有効活用を

真夏は、寝不足になりやすいです。蒸し暑い熱帯夜、まして最近のような猛暑、酷暑が続くと、寝室の環境をどうしようか気になりますが、結論からいうと、暑さは我慢しないことが大事です。毎晩のことですから、我慢を続けると睡眠負債と疲労蓄積に悩まされることになってしまいます。

「エアコンの風は不自然で体に良くない」と、頑なにエアコンを使用しない人もいますが、その常識も、ここでリセットしておきましょう。

温度・湿度が高い中で眠ると、寝苦しさから必要以上に寝返りを打つことになったり、汗の不快感もあって、熟睡できなくなります。**ぐっすり眠るには、室温は26℃、湿度は50%くらいが理想的といわれています。**空気を良いコンディションに保つのが文字通りエアコンですから、ぜひためらわずにエアコンで調節しましょう。

ただし、つけっぱなしにすると、就寝中にかいた汗で体が冷え、睡眠の質を落とすことになりかねないので要注意です。特に朝方、起きる前は体温が一日で最も下がっている状態ですから、日中なら快適な温度でも寒いと感じて目が覚めてしまうことがあります。これを避けるために、**タイマーを使いましょう。**

タイマーを「3時間」や「4時間」で「切」になるようにセットすれば、眠り始めに表れる深い眠り（ノンレム睡眠）を快適な環境にでき、その後は冷えすぎないのでおすすめです。このあたりは住環境によってそれぞれ違いがありますから、調節してみてください。

朝の日当たりが良い部屋では、「タイマー3時間」では朝方が暑いかもしれません。

また、**「つけっぱなしの方がよく眠れる」ならば、無理はせず、快適な眠りを優先させてください。**特に高齢者は体温調節が難しく、熱中症にもかかりやすいので、エアコンを上手に活用してください。また、最近は猛暑のため夜間も室温や湿度が非常に高くなることがあるので、熱帯夜の場合はドライ設定にしてエアコンをつけ続ける必要がある日も増えています。

エアコンが苦手で扇風機を使用する場合、体に直接強い風を当てると低体温になりやすいという報告もあります。風の向きに気をつけてください。

冬場に関しては、顔以外は布団の中にあって暖かいので、特にエアコンでの室温調節は必要ありません。

6

誤 「短眠」は体に悪い

正 ほとんど当たりだが真の「ショートスリーパー」はいる

睡眠時間が5時間より少なくても快適に過ごせる人を「ショートスリーパー」、逆に、10時間以上の睡眠を要する人を「ロングスリーパー」と呼びます。

ショートスリーパーといえば、ナポレオンやエジソンの名前があがります。一方のロングスリーパーを代表するのは相対性理論で知られる物理学者のアインシュタインで、一日10時間眠っていたといわれます。

一般に、ショートスリーパーは「睡眠が短すぎて体に悪い」、ロングスリーパーは「ちょっと怠け者」のようなイメージがあるようですが、必要睡眠時間は一人ひとり異なるので、これらは誤った認識でありイメージです。その人にとって最適な睡眠時間を満たしていれば、多い少ないは関係ないし、満たしていなければ長さに関係なくダメージがあります。9時間寝ていても足りない人がいるということです。

いずれにしろ、**睡眠時間は人と比較できませんし、比較しても意味はありません。**自分にとって必要なだけ眠ることが、唯一の正しい選択です。

7

誤 90分の倍数で目覚めると良い

正「1サイクル」には個人差がある

睡眠中はノンレム睡眠とレム睡眠が交互に表れ、一晩に4〜5回くり返されます。「1サイクルは90分」というイメージが広まり、「90分の倍数の時間で起きると、すっきり目覚められる」と信じている人は少なくありません。

あなたも試したことがあるかもしれません。

確かに、目覚めのいい、起きやすいタイミングはあります。それは後半に表れるレム睡眠の後、浅いノンレム睡眠が始まったあたりですが、睡眠リズムには個人差があるので、「90分の倍数」のような単純計算ではタイミングは計れません。

「1サイクル＝90分」はあくまで平均値です。

もともとはスタンフォード大学の研究チームがレム睡眠とノンレム睡眠の構造を発見した際、数百人を対象に睡眠中の脳波を測定したところ、レム睡眠が表れる周期がおおむね90分だったのです。

ただし、一人ずつ細かく見ていくと、最初のレム睡眠が表れるまでに2〜3時間かかる人もいれば、60分ほどで表れる人もいて、かなりバラつきがあります。もっといえば、同じ人でも、レム睡眠が表れる間隔が1回目と2回目で違っていたり、その日の疲労度や生活状況によっても睡眠の構造はかなり変わるのです。

ある患者さんの脳波を測定したところ、消灯直後から深いノンレム睡眠が表れ、最初のレム睡眠はちょうど90分ほどで表れましたが、2回目はその約60分後、3回目が出るはずの時間帯は1回飛ばしで、最後のレム睡眠が明け方に出ました。

このように、人の睡眠の構造は個々に異なり、同じ人でも日々変化し続けています。現時点では、爽やかに起きられる時間を予測してアラームを設定することは、残念ながら効果的とはいえません。

90分の倍数でアラームを設定したとして、たまたま浅いノンレム睡眠が始まるタイミングと一致すれば、すっきり目覚められる可能性はあります。ただし、確率でいうと、過度の期待はできないということになります。

8

誤 もともと「夜型」の人も「朝型」になれる

正 体質は変えられないが調節はできる

「私、夜型だから徹夜にはけっこう強いんです」

「朝型だから、夜勤はきつくて……早起きは得意なんですが」

のように、ほとんどの方は「自分は朝型か夜型か」について自覚があると思います。

朝型夜型の「睡眠体質」は確かにあって、専門的には「クロノタイプ」と呼び、大きく5タイプに分けられます。

1170名を対象にした調査では、朝型でも夜型でもない「中間型」が41・0％、「夜型」が22・7％。「朝型」が22・0％、また、極端に夜型に偏った「超夜型」が8・4％、極端に朝型に偏った「超朝型」が5・9％でした。

朝型夜型、つまり自然に寝起きしやすい時間は、体内時計の時刻（位相）の影響を受けます。**宵っ張りになるのも、徹夜に弱いのも、あなたの中の体内時計が決めているのです。体内時計の時刻にはかなり個人差があり、ランダムに100人くらい測定すると6時間程度のズレがあります。**

では、体内時計の時刻はどのように決まっているのでしょうか。

私たちの生活は、1日24時間で動いていますが、これは地球の自転を基準に決められていることは周知の通り。すべての時計も社会生活も24時間周期で動いています。

では体内時計の周期はというと、ぴったり24時間ではなく、少しずつズレて、**平均値は24時間10分**です。体内時計の周期が長い人は位相が遅れがちのため夜型に、周期が短い人は位相が早くなり朝型になります。夜型・朝型は、体内時計周期のズレ幅によって起こるのです。

多くの人の体内時計周期は24時間弱から24時間20分の間に集中する「中間型」で、体内時計と昼夜サイクル（つまり1日24時間）のリズムが近いので、睡眠の問題が生じにくいのです。毎日だいたい定刻に眠くなり、目覚まし時計なしでも起きられる人はこのタイプです。

ところが、ズレ幅が大きい人ほど悩ましいことが起こってきます。体内時計が24時間より長すぎれば、翌日にずれこんで宵っ張りになるし、短すぎれば極端な早寝早起きになりすぎるのです。真ん中寄りの「夜型・朝型」レベルならフレキシブルな対応も可能ですが、特に睡眠の問題が生じやすいのは超夜型タイプです。出勤などで朝起きる時間が固定されるため、どうしても寝不足になりやすく、社会生活に支障をきたすケースが出てきます。

では体内時計の周期を調整して、今よりラクに暮らすことはできるのでしょうか？

残念ながら、体内時計の周期は遺伝的影響が強く、好きに変えることはできません。言いかえれば、朝型か夜型かは体質であり、根本からの調整は残念ながらできないのです。


ただし、「朝型体質」になることはできませんが、生活習慣の工夫しだいで「朝型生活」はできるようになります。


カギを握っているのは光です。とりわけ、早朝から昼過ぎにかけての強い太陽光には体内時計を早める強力な作用があります。時間帯を意識して太陽光を浴びることで、夜型生活から朝型生活にシフトできるのです（詳細は214ページをご参照ください）。

自分が朝型か夜型かは、一般の身体検査のように簡単に調べることはできませんが、ここに簡単にできるチェックテストを用意しました。

次の質問に対し、あなたは⑴〜⑷のうち、どの行動をとるでしょうか？

「1」と答えた人は最も朝型傾向が強く、「⑴→⑵→⑶→⑷」と下に行くほど夜型傾向が強いと判断できます。自分の睡眠体質を知ることは、今後の生活や睡眠習慣の見直しの参考になると思います。ぜひ確認してみてください。

朝型か夜型かをチェック②

Q1 翌日、まったく予定がないとすれば、寝る時刻を、いつもに比べてどうしますか？

(1) ほとんど変わらない
(2) 遅くなるのは１時間以内
(3) 遅くなるのは１～２時間まで
(4) ２時間以上遅くなる

Q2 ある理由で、寝るのがいつもより２～３時間遅くなったとします。翌朝は何時に起きてもよいとすると、あなたは次のどれにあてはまりますか？

(1) いつもの時刻に目覚め、それ以上眠らないだろう
(2) いつもの時刻に目覚めるが、その後ウトウトするだろう
(3) いつもの時刻に目覚めるが、また眠るだろう
(4) いつもの時刻より遅くまで、目が覚めないであろう

Q3 夜勤のため朝４時～６時までの間、起きていなければならないとします(翌日は予定がないとします)。
あなたは、次のどれに最もよく当てはまりますか？

(1) 夜勤前に十分眠り、夜勤後には眠らない
(2) 夜勤前に十分眠り、夜勤後に少し眠る
(3) 夜勤前に仮眠をとり、夜勤後に十分眠る
(4) 夜勤が終わるまで寝ない(夜勤後に眠る)

9

誤「早寝早起き朝ごはん」は正しい

正「超夜型」には当てはまらない

「早寝早起き朝ごはん」は、文部科学省が推進する国民運動です。食事、運動、休養や睡眠など、基本的な生活習慣の乱れは学習意欲や気力・体力の低下につながるとして、生活リズムの改善や向上のための働きかけをしているのです。

しかし、睡眠体質という観点からいうと「早寝早起き朝ごはん」、「早起きは三文の徳」は、健康増進に効果がある人と、ない人がいるのです。

日本では、日常生活に支障をきたすほどの「超夜型」タイプが成人の1割ほど存在します。朝起きるのに苦労する「夜型」を含めると3割にもなります。

あなたや身近な人が「子供の頃から朝起きるのが苦手で、母親を困らせていた」、「遅刻の常習犯だった」、そして今も、「深夜2時や3時、またはそれ以降の方が寝やすい。それより早い時間だと眠れない」というなら、超夜型かそれに近いタイプの可能性が高いでしょう。

睡眠体質はあくまで体質で、身長の高低差と同じような個性の一つです。そのため、「健康のために早寝早起きをしましょう」といわれても根本は変えられないし、「超夜型だから不健康」というわけでもないのです。そのあたりの理解がまだ乏しいのが今の社会で、実際、超夜型タイプの人の多くが「社会に適応しづらい」という問題を抱えています。

ある患者さん（男性）は夜型が強く、就寝は深夜3時、起床は朝9時半。フレックスタイム制度を活用して、11時に出社する生活を続けていました。ところが仕事の体制が変わって早出勤務を求められ、週2回ペースで9時出社になったのです。

2時間早まるのは夜型にとっては一大事で、たちまち体調をくずしてしまいました。相談のために受診されましたので朝型生活にシフトする方法をお伝えしましたが、このようなケースは夜型ではよく見られ、勤務状況などによっては社会生活からドロップアウトしてしまう人もいます。

見方を変えれば、「夜型はよろしくない」という偏見から、夜型の人が適応しづらい社会になっているということです。朝型の勤務体制だと、夜型の人がどうしても割を食ってしまい、睡眠負債や心身の疲労を抱え込んでしまうのです。

真の「健康経営」とは、朝型であれ超夜型であれ、個人の体質に合ったパターンで働ける経営、また、その人のパフォーマンスを十分に発揮できる勤務体制を整える経営ではないでしょうか。

時間はかかりそうですが、今後の課題として注目しています。

コラム④

あなたの「必要睡眠時間」を簡単にチェック！

自分の必要睡眠時間を知る実験は、まとまった休みが1週間程度とれるタイミングを選んで行いましょう。夏休み、ゴールデンウィーク、年末年始などがチャンスです。

コラム①の実験と同様、外光や音をシャットアウトし、目覚まし時計はセットせずに、自然に目が覚めるまで眠れるだけ眠ってください。普段起床している時間帯に自然に目が覚めることがありますが、眠気が残っていたら二度寝、三度寝をしてください。これ以上眠れないと感じたらその日の睡眠は終了です。

これを毎日くり返します。

すると、最初の1～2日は、日頃の睡眠不足を解消しようとするリバウンドが起こり、寝不足の人は普段より総睡眠時間がかなり長くなります。ここで普段の睡眠時間との差を割り出せば「睡眠負債」の状態が分かります。

この段階を過ぎると、今度はだんだん睡眠時間は短くなり、5～7日もすると「一定の睡眠時間」に落ち着いてきます。その時間が、あなたの本当の必要睡眠時間です（厳密に測定するには特殊な実験施設が必要です）。

「毎日たっぷり寝ている」、「睡眠不足はない」と自信のある人に実験に参加してもらっても、普段の睡眠時間が必要睡眠時間より1時間ほど短いことが明らかになっています。

その差が大きいほど睡眠負債も大きく、リバウンドがはっきり表れます。

多くのビジネスパーソンは、さらに大きな睡眠負債を抱えていることでしょう。少し手間はかかりますが、自分の睡眠状態を知っておくと、睡眠習慣の見直しにも意欲的になれます。

5章

ベスト・コンディションに導く 実践・睡眠スキル

ここからは、快眠と覚醒のスキルを身につけるための実践編です。

まず、睡眠の質を上げる「快眠スキル」からご紹介します。

日中の覚醒度を上げる眠り方から、睡眠の質を左右する入浴、寝室の環境、深く眠れる小さなテクニックまで、スキルアップのカギを握るキーワードと共に、日頃の診察や講演などで、みなさんから多く寄せられる質問にお答えします。

睡眠時間 日中に眠気や不調を感じるなら30分でも良いので長く眠る工夫を

睡眠時間が足りているかどうかを知る一番簡単な方法は、日中の心身の状態や覚醒レベルを自分で観察してみることです。

今の体調は？　仕事のパフォーマンスは？　目覚め感がいまひとつで、たびたび眠気や疲労感を覚えるなら、今よりも睡眠時間を増やす必要があるでしょう。睡眠負債は、睡眠でしか返済できません。時間をやりくりして睡眠時間を捻出するよう努めましょう。

Q1 忙しくて睡眠時間を増やすのが難しい場合は?

皆さんそれぞれ事情はあるでしょうけれど、**睡眠時間と体調はトレードオフ。「アレ」も「ソレ」も手に入れることはできません。**日中の不調を解消したいのであれば、できれば30分、理想をいえば1時間ほど睡眠時間を上乗せすると、日中の眠気や倦怠感が解消され、かなりラクになるでしょう。

「眠る時間がない」と30分を惜しむ方もいますが、スマホやテレビなどに使っていた時間を少し睡眠に回すことなら可能ではないでしょうか。その30分は、確実に健康や日中のパフォーマンスアップというリターンをもたらしてくれるはずです。

もちろん、たった1日とか、ある一時期だけ睡眠時間を増やすのでは意味がありません。毎日使う体のメンテナンスですから、毎日、地道に継続することが大切です。

A1 まずは30分、睡眠時間を増やす工夫を!

Q2 眠くなくても早く寝る（横になる）方がいい？

日頃の睡眠不足を自覚していても、夜型生活に慣れている人は、そう簡単に早く眠れないかもしれません。体内時計が夜型にズレていると、いつもより早く寝ようとしても、頭が冴えて眠れない可能性もあります。

その場合は、太陽光を利用して体内時計を調整することが先です（詳細は6章）。午前中から昼過ぎの太陽光には、体のリズムを朝型生活に切り替える力があります。

かつては「眠くなくても横になっていれば体が休まる」という考え方がありましたが、これも古い常識で、特に不眠症の患者さんにはおすすめできません。「寝ようとしても眠れない」ことが、かえってストレスになってしまうため、本当に眠くなってから寝床に入るよう指導しています。

また、たくさん眠ろうとして、必要睡眠時間より多く寝てしまうのも、良くありません。

アメリカの生命保険会社が行った調査では、**睡眠時間が少なすぎても多すぎても死亡率が**

高まるという結果が出ていますし、**眠りすぎは抑うつになりやすい傾向も見られます。**

①無理に早く寝ようとする（早寝）
②だらだらと寝すぎる（長寝）
③だらだらと昼寝する（長い仮眠）

これらは、不眠症の患者さんにお伝えしている「やってはいけない3つの眠り方」ですが、誰にでも当てはまる内容なので、頭に入れて今日からの実践にお役立てください。

A2

無理に寝ようとするより、早く寝られるリズムに切り替えることが大事

Q3 休日は昼まで寝たい。どうすればやめられる？

平日は睡眠不足で、週末に集中的に睡眠をとる「寝だめ」は、時差ボケのような状態になるのでおすすめできないということは、前章でお伝えした通りです（150ページ）。

平日と休日の睡眠時間帯のズレが大きいと、ホルモンの分泌や体温の変動など通常の1日のリズムが乱され、かえって体に負担をかけてしまいます。また、寝だめをすると夜になって寝つけなくなり、週末の2日間だけで体内時計が大きく遅れてしまいます。

対策は、平日も休日もできるだけ同じ時間に起き、同じ時間に寝ることです。

週末だけたくさん眠るのをやめ、その寝だめの時間を平日の夜に分散させるようにするのです。たとえば土日に3時間と2時間寝だめしているなら、その合計5時間を月～金の5日間で分散させる、つまり平日1日あたり1時間ほど長く眠るようにすると良いのです。

これまで平日にやっていたけれど週末にできる家事とか、しなくてもいいネットやSNSなど削れるところは削って、平日と週末の時間差を少なくすることを心がけましょう。

できれば、土日も含めた1週間の睡眠時間のばらつきを1時間以内にするように心がけ

てください。いつも同じリズムで起きて、太陽光を浴び、朝食をとり、外出し、ほぼ定刻に眠る生活をくり返すことで、強力な調整力が生まれます。

慣れるまでは、週末に寝だめをしないと眠気がとれず、せっかくの休日が楽しくないと思うかもしれません。その場合は、**眠くてもいったん起きてしまい、昼頃までの間にできるだけ明るい光を浴びましょう。こうすれば体内時計がずれません。その上で昼近く〜午後3時くらいまでに仮眠をとるといいでしょう。**この時間帯なら、その夜に眠れなくなる心配も無用です（これより後に仮眠をとると、夜の寝つきに影響しますから要注意です）。

仮眠は、長すぎると夜の眠りに障りますから20分くらいまでにするのがポイントです。

ただし、**仮眠（昼寝）は、眠気は取ってくれますが、睡眠不足による体へのダメージまでは解消してくれません。**あくまで一時的なケアと考えてください。

睡眠負債が一日で解消する方法があれば良いのですが、現実には存在しません。規則正しい生活リズムと、体内時計を整える知識をミックスして「朝型生活」が本当に安定するまで頑張ってください。

A3 平日と同じ時間にいったん起きて光を浴びてから、仮眠で調整を

Q4 眠る時間が不規則で、自分の睡眠時間を把握できない

「自分は毎日何時間くらい寝ているのか？」

きちんと把握するには、朝、目覚めたときに簡単な**「睡眠日誌」**をとるといいでしょう。

自分の睡眠を「見える化」するのです。

①何時頃ベッドに入ったか
②その後どのくらいで寝ついたか
③夜中に何度、目が覚めたか
④トイレに何回行ったか
⑤何時に起きたか

など、簡単なことだけメモしておきます。**週末も含めて10日ほど続けると、睡眠習慣の問題点を客観的に見つめ、対策を工夫することができるでしょう。**

A4 まずは10日ほど、睡眠状態の簡単なメモを

Q5 消灯したとたん「寝落ち」できるのは健康の証？

「すぐ眠れる」「いつでもどこでも眠れる」というのは、睡眠不足の最たる症状です。

1章でも少し触れましたが、睡眠負債がない人は、照明を暗くしてから脳波上の眠りに入るまでに15分くらいかかります。

家族やパートナーがいる場合、暗くしてからどのくらいで寝ついているかを聞いてみましょう。**暗くしてからの記憶がほぼないとか、ほんの数分で眠ってしまうなら要注意です。**

さっそく30分でも1時間でも睡眠時間を増やすことを検討してみましょう。

夜に十分寝ていても日中に強い眠気がある場合、**「過眠症《かみんしょう》」**と呼ばれる睡眠障害が疑われます。大事な試験や会議の最中でも、耐えられずに眠ってしまう強い眠気が特徴です。日中の眠気の原因はたいていの場合は睡眠不足ですが、時にはこのような睡眠障害のケースもあるのです。気になる場合は、医療機関に相談してみてください。

A5 15分くらいかかるのが睡眠負債がない人

入浴

就寝の2時間～1時間半前までに

入浴に快眠効果があることは、経験的にみなさんもご存知でしょう。実際、湯船につかって汗をかいた後は寝つきが良く、深く眠れることが分かっています。

ただし、入る時間帯には気をつけなければなりません。

まず、寝る直前の入浴はＮＧです。

睡眠の最大の目的は、脳の温度を下げて休ませることですが、入浴直後は脳の温度が急上昇し、神経が興奮していますから、直後に横になっても眠れません。

脳の温度の変化を計算してタイミングよく入浴すれば、快眠につなげることができます。

コツは、就寝の2時間～1時間半前までに入浴することです。夜0時にベッドに入るなら、10時～10時半がベスト・バスタイムです。

脳の温度（深部体温）は1日に1℃ほど上下します。就寝時刻の約5時間～2時間前に最も高くなったあと、眠る前の約2時間をかけて急降下するというリズムがあります。

これは深部体温を下げるための体からの放熱による自然現象で、このとき温度の下降の勾配が急なほどよく眠れるというのはすでにお話ししました。ここでもう一度おさらいしておきましょう。

眠る2時間～1時間半前くらいに入浴すると、下がり始める前の脳の温度を引き上げられるので、勾配を意図的に急にでき、スムーズに質の良い眠りに入りやすいのです。

ただし、「ベスト・バスタイム」には個人差もあります。入浴後に上昇した脳温がその後下がるためには「一汗かく」必要があります。入浴後に皮膚から発汗して気化熱も利用して毛細血管中の血液を冷やす必要があるからです。人によっては、入浴後の火照りが続いて脳温が下がり始めるまでに時間がかかることもあります。

もし「2時間～1時間半前」では眠りにくい場合は、自分にとって一番眠りやすい時間帯を探してみてください。

Q6
夏の夜はシャワーですませる方がいい？

夏でも「シャワーだと物足りない」人はたくさんいます。「暑い時期に熱いお湯につかって大丈夫かな」と思うかもしれませんが、タイミングを間違えなければ問題ありません。特に夏は脳温が上がりやすいので、脳温の急降下を意図的に実現できるので効果的です。

もう一つ、気をつけていただきたいのは、お湯の温度と入浴の仕方です。

「40℃で15分ほど半身浴」がポイントです。熱すぎてもぬるすぎても良くありません。

「就寝の2時間前の、40℃、15分の半身浴」が脳温に与える影響を、私たちが実験で調べたところ、バスタブに入った後30分以内に脳の温度は一気に1℃ほど急上昇し、消灯までに1℃低下しました。一日で生じる体温の変動が、入浴後の数時間で一気に生じたわけです。先に説明した「急勾配」がつくられたということです。「40℃、15分の半身浴」は、夏場に限らずオールシーズン効果的ですので、ぜひ習慣にしてください。

A6
「40℃のお湯に15分ほど半身浴」がおすすめ

Q7 「朝風呂」や「日中の入浴」に快眠効果はある？

朝や昼の入浴に、快眠への影響は、ほぼ期待できません。

昼間に入浴しても、夕方過ぎには脳の温度は普通のレベルになっているので、就寝時に影響を与えることはできないのです。

ただし、リフレッシュ効果やリラクゼーション効果などは時間帯を問わず期待できるでしょう。

A7 リフレッシュ／リラクゼーション効果はあっても、快眠効果はほぼ期待できない

Q8 深夜の長風呂は良くない？

ある女性は、職場から帰宅した後、食事と晩酌をし、夜10時頃からソファで横になる癖がついてしまったそうです。気がつくと4時間ほど経過し、その後、なんと深夜2時頃から1時間ほど入浴するというのです。これがリラックスに欠かせないとか。

さっぱりしたい気持ちは分かりますが、**深夜の入浴は、心臓への負担も大きく、眠る態勢になった体を無理にたたき起こすような行為です。**この時間帯に長風呂をすれば、脳のクールダウンを妨げ、自律神経のリズムも乱して、覚醒度を高めます。眠ろうとする体に真逆の対応を強いる無茶な習慣です。多少のリラクゼーション効果はあるにしても、その何倍ものデメリットがありますから、決しておすすめできません。

「夜、疲れてソファでウトウトしているうちに深夜」というのは、仕事をしながら家事や育児もしている女性に多いようです。深夜になってしまったらシャワーですませましょう。

A8 深夜の長風呂は睡眠の妨げにしかならない

睡眠リズム 起きる時間を一定に

起床から就寝まで、毎日なるべく同じリズムで生活することは、一番基本的な快眠スキルです。とはいっても、社会人の生活はそう簡単にはいきません。

業種や職種にもよりますが、出社時間が変則的だったり、出張や早朝会議があったり、会食や残業続きだったりと、規則的にできない要因はいろいろあると思います。

ＴＰＯ別に対策を考えてみましょう。

Q9 夜勤のため同じリズムで生活できない

出勤時間にバラつきがあると、生活リズムが乱れて睡眠にも悪影響が出やすくなります。

通常の出勤時間との差が1～2時間程度なら微調整もしやすく、同じ時間に起きて同じリズムで生活することもできるでしょう。

問題は夜勤がある場合です。昼夜逆転の日が週に1～2日程度となると、12時間ほどの時間差となり、切り替えが難しいものです。

睡眠リズムをくずさないようにするコツは、夜勤明けの過ごし方にあります。**「帰宅したらベッドに倒れ込みたい！」という気持ちはとてもよく分かりますが、そこで眠らず、日中はできるだけ起きていて、夜を待ってから早めに寝るようにするのです。**

夜勤の頻度にもよりますが、月に4～6回程度であれば、夜勤明けもできるだけ日勤に近いリズムで生活することで、体内時計の混乱を最小限に抑えられます。

夜勤明けの日中に長時間の仮眠をとると、その日の夜の眠りに影響が出てしまうので、できるだけ短めに抑えてください。

A9 夜勤明けの仮眠は短めに抑える

ただ、朝型の人や必要睡眠時間の長い人は、夜勤明けに強い眠気に襲われます。**どうしても眠気が強いときは、1～3時間程度の仮眠をとるといいでしょう。**その場合でも眠気や気持ち悪さが取れる必要最小限の仮眠にすべきです。

Q10 体内時計の調整にはどのくらい時間がかかる?

「仕事の都合で、朝早く起きる生活にしないといけなくなりました。無理なく早起きできるようになるまでに、何日くらいかかりますか?」

と聞かれることが、よくあります。

「夜型体質」そのものは根本からは変えられませんから、私たちにできるのは、「朝型生活」が楽になるように体内時計の時刻調節をすることです。

たとえば、夜型体質の人が朝型生活にシフトする場合、午前中の太陽光の力を借りるのが効果的です(6章参照)。太陽光に含まれる青色光(ブルーライト)は、毎日少しずつですが体内時計に働きかけて体内時計の時刻を調節します。

一方で、青色光(ブルーライト)には即座に脳を覚醒する作用もあるため、朝に太陽光を浴びると、その日から目覚め効果を感じられることもあります。

ただし、数時間も夜型に傾いている場合には、調整するのにある程度の時間がかかります。

個人差もありますが、2~3週間程度はかかるでしょう。調整がうまくいくと、体温やホルモンの分泌も朝型のリズムに変わり、ラクに目覚められるようになりますから、根気よく続けましょう。

A10 2~3週間かかる

Q11 「明日は始発で出張」という日、早めに寝るのは良い?

快眠の基本は一定のリズムで眠ることですが、日頃の疲れがたまっていて、いつもより早くベッドに入ってもぐっすり眠れるなら、もちろん早く寝て翌日の出張に備えるのがいいでしょう。

ただ、眠くないのに早寝しようとしても、体温やホルモンなど生体リズムの準備が整っていないために眠気が来ず、気ばかり焦ってかえって寝つけなくなることもあるのでご注意ください。

私たちは、**意志の力で夜更かしはできても、早寝はできません。**ご自身の体と相談しながら、最適なタイミングを見つけてください。

A11 眠れるならOK、寝つけないならNG

Q12 寝酒はNG？

「眠れない」ときの対策として、日本人が好むのが寝酒です。翌日の都合で「早く眠りたい」ときもアルコールに頼りたくなりますが、睡眠薬のように利用するのは良くありません。

理由を一言でいえば、お酒の効果は一時的で、寝酒を続けているとかえって眠りの質が悪くなるからです。

お酒を飲んで眠くなるのは、アルコールが血液に乗って脳に達し、覚醒作用を持つ神経細胞の活動を抑えるからです。

アルコールはGABA《ギャバ》という神経活動を抑える神経伝達物質とよく似た働きをします。人間の脳内にある神経伝達物質の大部分は、脳を覚醒させる物質です。その中で、GABAは睡眠を促す数少ない神経物質で、かつ最も強力です。

アルコールもこれと同様に、アクティブな脳を眠りに導きますが、**問題はアルコールの**

血中濃度は急に上がって急に下がるため（消失半減期が短い）、飲酒後に眠気が出てもその効果が薄れるのが早く、寝酒をして2〜3時間もすると催眠効果の大部分が抜けてしまうのです。

また血中濃度が急に下がるとリバウンド現象で眠りの質が低下し、時には「酒が残っているのに目が覚める」こともあります。二日酔いになるほど飲んでも、夜中に目が覚めて苦しい思いをした方もいらっしゃると思います。それがまさに**「リバウンドによる中途覚醒」**なのです。

長期的には、飲む量が増えたり、深い睡眠が減るなどの悪影響も表れ、やがてはアルコール依存症になるリスクも高まります。また、いったん習慣性飲酒で睡眠の質が低下すると、節酒や断酒をしても睡眠の質がなかなか改善しないことも分かっています。

ですから、寝酒は極力控えましょう。眠りの質を下げないためには、**飲酒は布団に入る4時間前までに終えるようにするのが賢い飲み方といえます。**

A12 寝酒は無理に神経を麻痺させるような行為

寝室を整える

光、音、寝具……睡眠の質が良くなるポイント

快眠スキルとして、寝室の環境づくりも欠かせません。

エアコンの使用法など、暑さ対策についてはお話ししましたが、睡眠中の脳は光や音にも敏感ですし、ベッドやマットレスなどの寝具も眠りの質を左右します。

普段から眠りづらさを感じているなら、気になる要因はないか、睡眠を取り巻く環境をチェックし、気になる点があれば改善していきましょう。

Q13 部屋が真っ暗だと眠れない

部屋の明るさは、想像以上に睡眠に影響します。

私たちの脳は、眠っている間もまぶたを通して光を感知するため、照明をつけたまま寝るか、暗闇にするかで、睡眠の質がかなり変わります。

「真っ暗闇だと不安で怖くて眠れない」という人がいますが、「薄明かりがついた部屋は、ほぼ真っ暗の部屋と比べて明らかに睡眠の質が低下する」ことが比較実験からも分かっています。

寝室の照明をつけたまま寝ると、睡眠中も頭から毛布をかぶるなど、光を遮るような行動が見られます。眠りが浅いからですが、その動作によってさらに浅くなってしまいます。**脳は光の刺激を明らかに嫌がっているのです。**

よほどの暗闇恐怖の人以外は、夜間はしっかり照明を落とし、遮光カーテンを使って真っ暗闇に近づけましょう。ＤＶＤレコーダの時刻表示などのちょっとした光も、電源を落としたりクッションで隠すなど、できるだけ真っ暗にするように工夫してみてください。

少々面倒でも、確実に質の良い睡眠に近づけてくれる習慣です。

A 13 できるかぎり真っ暗に

Q 14
快眠できる「寝姿勢」は？

私たちは、多いときでは夜中に数十回も寝返りを打っています。ですから、寝始めるときの姿勢にこだわったとしても、眠り始めるとすぐに姿勢は変わり、朝目覚めるときにはいつもの寝姿勢に戻っているでしょう。万人に共通する「体に良い寝姿勢」というのはないので、ご自身が一番寝やすい姿勢で眠ればいいのです。

ただし、睡眠時無呼吸症候群の人は、仰向けだと息が止まりやすいことが分かっているので、医療機関で指導を受けてください。

A 14
寝返りを打つので、気にしなくて大丈夫

Q15 冬場に電気毛布を使うのは良くない？

暖かい部屋から冷たい布団に入ると、体の先端の毛細血管がきゅーっと縮みます。すると脳を冷やすための放熱がうまくできなくなってしまうため、電気毛布で事前に布団を温めるのは、脳のクールダウンという点では良いことです。

ただし、布団の中の温度が上がりすぎると熱をうまく逃がせなくなり、しかも、電気毛布から発せられる電磁波が「メラトニン」という眠りを誘うホルモンの分泌を抑えるという報告もあります（ただ、睡眠への影響はさほど大きくはないので、あまり神経質になる必要はないでしょう）。

リスクを考えて、朝までつけっぱなしにするのはやめ、タイマーを外付けして、1時間ほどで切れるようにセットするのがおすすめです。

A15 放熱をうながす使い方を

目覚めるタイミング できるだけ快適に目覚めるために

働く世代・子育て世代にとっては、通勤や家族を送り出す準備などにより、起床時間はどうしても動かせないものです。

そのため、早起きが苦手な人ほど寝坊や遅刻など、悩ましい問題が起こってきます。

目覚めが良くなるちょっとしたコツを覚えておきましょう。

Q16 遮光カーテンをするとつい寝坊してしまう

すでにお話ししたように、寝室はしっかり暗くしたほうが、眠りの質は良くなります。

脳は目を閉じている間もまぶたを通して入ってくる光を感知する能力があり、光の量が増えると覚醒が促されます。遮光カーテンを閉めれば朝までぐっすり寝やすくなり、カーテンを開けて寝れば、窓から入ってくる朝の光の作用で早く覚醒しやすくなります。

A16 朝型にシフトするために「カーテンを少し開けて寝る」も一案

体内時計を朝型にシフトしたい場合、カーテンを少し開けて寝るのもいいでしょう（ベッドを窓際に置いて窓から差し込む光を感じられるようにします）。

体質的に夜型の人は、ただでさえ睡眠時間が短くなりやすく、しかもカーテンを開けて寝ると眠りの後半を朝の光に邪魔されるため、しばらくは寝不足感があるかもしれません。ただしこれは朝型生活に慣れるための一時的なプランですから、割り切って2～3週間続けてみてください。

朝型生活に慣れてくると、就寝時間も前倒しされ、これまでの睡眠不足を取り戻せるようになります。その段階になったら、カーテンを閉めて眠るようにしましょう。

Q17 大音量のアラームなしでは目が覚めない

アラームに起こされたとき、音が強すぎたり、目覚めるタイミングが悪かったりすると、交感神経が過剰反応を示し、動悸がしたり、パニックや頻脈発作を起こす人もいるので気をつけてください。

ラクに目覚められるのは、後半のレム睡眠が終わって浅いノンレム睡眠が始まった頃ですが、そのタイミングで起きられないと、驚愕反応が表れることがあるのです。

理想は、休息中に優位だった副交感神経から、覚醒時に優位になる交感神経に自然にシフトして覚醒することですが、アラームなしでは起きられない人も多いでしょう。

その場合は、あまりけたたましい音、強すぎる刺激は避けてください。音量が徐々に高くなるものや、好みのメロディを選択するなど、快適に目覚められるよう工夫しましょう。

A17 アラームは適度な音量に

Q 18 いつもより少し早く目が覚めたら起きてしまった方がいい？

「目が覚めたらいつもの起床時間より前で、起きようかどうしようか迷った」という経験はどなたでもあるのではないでしょうか。

起床時刻まで20分程度なら、思い切って起きてしまった方がいいでしょう。「まだ時間があるから」と二度寝をして深い睡眠に入ってしまうと起きづらくなり、目覚めが悪くなる可能性があるからです。

その日の体調によって判断されると良いでしょう。夜型の人であれば、早めに起きて光を浴びる時間が長くなれば、体内時計の時刻を早める効果も期待できます。

A 18 20分くらいなら起きてしまう方がいい

睡眠の男女差

日本では男性より女性の睡眠時間が短い

日本では男性より女性の方が睡眠時間が短く、とりわけ有職女性の有職男性との差が際立っています。この機会に夫婦間、家族間で睡眠の習慣を見直してみてはいかがでしょう。

Q19 必要な睡眠時間に男女差はある？

一般に、必要睡眠時間は加齢と共に少なくなるので「年齢差」はありますが、「男女差」については、数々の調査結果を総合的に判断しても「ある」という証拠はありません。女性の方が寝不足に強いという証拠も見当たりません。女性の睡眠時間が短くなる主な理由は、家事や育児の負担と考えられるので、男性側の協力が求められるところといえそうです。

A19 男女差があるという証拠はない

Q20 生理前や生理中はよく眠れず、日中も眠気や倦怠感が

睡眠時間に男女差はなくても、女性特有の睡眠問題はあります。

月経の1週間前頃から月経中にかけて睡眠の質が低下したり、眠気やだるさが強くなるのもその一例です。女性ホルモンのプロゲステロンの増加や体温上昇によって、深い睡眠が減少するためと考えられています。

睡眠の質は低下していないのに、眠気が表れることもあります。腹痛、頭痛、腰痛などさまざまな痛みやむくみ、さらにイライラや気分の落ち込みなどメンタルヘルスの問題も表れやすくなります。

妊娠中の女性も眠気が強くなりますが、これもプロゲステロンやエストロゲンなどの女性ホルモンが大量に分泌されることと関係しています。

閉経を迎えた50歳前後の女性の多くが悩まされる更年期障害では、不眠が表れやすくな

ります。のぼせ、ほてり、発汗などの血管運動神経症状による影響と考えられ、うつ病などの気分障害も生じやすくなります。

このように、女性ホルモンの変動は睡眠を左右し、眠りが浅くなると自律神経も乱れて、心身両面にさまざまな不調が表れます。

A20

女性ホルモンの影響で眠気が強くなったり睡眠の質が低下するため

Q21

睡眠障害の起こりやすさに男女差はある？

睡眠障害にもさまざまな病状がありますが、中でも**「睡眠時無呼吸症候群」**や、夢の内容そのままに体が動いてしまう**「レム睡眠行動障害」**は、男性に多く見られます。

一方、不眠症、足のほてりやむずむず感で眠れなくなる「レストレスレッグス症候群」、眠りながら物をたくさん食べてもまったく覚えていない**「睡眠関連摂食障害」**などは女性に多く、妊娠中の女性の場合は、体重増加やむくみによるイビキや睡眠時無呼吸などが生じやすくなります。

こうした男女差があるのは、ストレスへの抵抗性、肥満度、自律神経の働きやホルモンの分泌など、睡眠調節に関わる機能のどこに障害を受けやすいかに男女で違いがあり、そこに育児や家事などの生活要因がからんでくるからと考えられています。

A21

ストレスへの抵抗性や生活スタイルの違いから、男女差が見られる

寝苦しさ

快眠できない原因をつきとめて適切な対処を

寝苦しさの理由はさまざまですが、自分自身のストレスや生活習慣の乱れから眠れなくなることもあれば、無呼吸やイビキなど、家族の寝苦しそうな気配から目が冴えてしまうケースもよくあります。原因をつきとめて、必要ならば医療機関に相談しましょう。

Q22 ベッドの中でも「明日の仕事」が頭から離れない……

「明日の会議の準備、あれで大丈夫かな……」

「今週中にあの仕事、ちゃんと終わるかな。心配だ」

誰しも思い当たると思いますが、こんなふうにベッドに入ってもあれこれ考えてしまうと眠りづらくなるのは言うまでもありません。朝から疲労感に苛《さいな》まれたり、日中のパフォーマンスが下がり、肝心の会議中に眠くなったり、ということになりやすいのです。結論からいうと、寝室には考え事も仕事も持ち込まない方がいいといえるでしょう。

体が眠る準備を始める、就寝の約2時間前から、脳のクールダウンも始まります。このタイミングで「オン・オフ」を切り替えるのがおすすめです。つまり、夜12時に寝る人は、どうしても必要でなければ、10時以降は仕事のことや心配ごとは考えない。

言うのは簡単でもなかなかできないかもしれませんが、私は不眠症の方には、「寝室には何も持ち込まないでください」と、必ずお伝えします。眠れないときに寝室で本を読んだり、音楽を聴く人もいますが、かえって逆効果になりやすいのです。活字や音が五感を刺激すると、それだけで覚醒度が高まり、「眠れない」というストレスが加わるとさらに覚醒しやすくなってしまうのです。

もう一つ、寝室に持ち込まない方がいいのは「人間関係」です。昨今、深夜までスマートフォンを手放せない人が増えていますが、スマホの画面（ブルーライトの点滅です）を見るだけでも覚醒度は上がります。SNSで人とコミュニケーションをとれば、「うれしい」「楽しい」「スルーされてムカつく」など感情が揺れて覚醒するので避けたいところです。

A22 ベッドには仕事や心配ごとを持ち込まない

Q23 帰宅が午前様になると頭が冴えて眠れない

普段はだいたい夜12時頃に就寝する人が、夜中の1時に帰宅したとします。いつもは熟睡している時間帯ですが、**横になってもすぐ眠れるものではありません。**直前まで残業でエクセルなどを見ていたり、人と会話をしていたりと、精神的にもホットな状態なので、やはりクールダウンの時間が必要です。

早く寝つくコツは、とにかくリラックスすることです。帰宅したらすぐ着替え、靴下も脱いでソファに腰かけるなどラクな姿勢になりましょう。体が眠れる態勢になるには、手足などから熱を逃がす放熱が必要ですが、立っているとうまくいきません。**座る、横になるなど意識的に放熱しやすい状態を作っていくのです。**末梢の毛細血管がゆるんで熱が逃げやすくなるようにすると、自然と眠気がやってきます。深夜の入浴は覚醒してしまうので良くありませんが、さっぱりしたいならさっとシャワーを浴びる程度にしましょう。

A23 短時間でクールダウンするために、心身をゆるめる

Q24

朝まで眠れない日がよくある。睡眠薬を使うべき？

まず、治療が必要な不眠症なのかを自己診断するポイントですが、**「週に3日以上、夜中に不眠症状があるか」「そのために週に3日以上、日中に眠気などを含む体調不良があるか」「そのような状態が3カ月以上続いているか」のすべてに該当するなら、医療機関では「慢性不眠症」と診断されます。**自然な治癒はしづらい状態なので、まずは受診して原因を調べることが先です。そのうえで、睡眠薬を使用するかを医師とご相談ください。

一時的な不眠であれば、睡眠習慣を見直すことで数日から数週間で解消されます。寝つきが悪くなるような人間関係のトラブルや心配ごとなどがあれば、それが解消されるだけで睡眠も安定しやすくなり、睡眠時間をたっぷりとれば体調も良くなります。

「睡眠不足」と「不眠」はまったくの別物で、不眠は睡眠障害という疾患の一つですから、どちらか判断しづらいようなら、受診をおすすめします。

A24

日中の体調から不眠症かどうかを見分け、必要なら医療機関の受診を

Q 25
夕食を食べそびれたとき空腹のまま寝るのは良くない？

おなかが減った状態で寝てしまうと、空腹感に意識が向きすぎて寝つけないなど、睡眠に悪影響が出てしまいます。

そもそも食事というのは体をリラックスさせる行為で、食べ物が口からおなかの中に入ると、胃や腸がふくらんでゆるみ、副交感神経が優位になります。

腹ペコのまま寝てしまうと体の緊張が解けないので、空腹感があるなら、おなかにもたれないものを軽く摂っておくといいでしょう。

A 25
空腹を我慢すると寝つきが悪くなりやすい

Q26

夜中、何度もトイレに行くのは不眠？

睡眠中に何度もトイレに起きる人は不眠症が疑われます。その状態が何日も続くと、日中にも眠気や疲労感が強くなるなど不調が表れやすくなります。治療が必要な不眠症の定義はQ24でご説明しました。本当に尿意が強まって目が覚めるのか、目が覚めるからトイレに行きたくなるのか、どちらが先かは自分でも判断しづらいですが、不眠がベースにある場合は後者になります。**実際にトイレに行っても尿量がそれほど多くないなら「不眠症」の可能性が高いでしょう。逆に夜間の尿量がかなり多い、日中にも頻尿があるなどの場合は、糖尿病や泌尿器系の疾患が疑われるので専門の科を受診されると良いでしょう。**

「トイレに起きるのが面倒だから」と夜に水分をとるのを控える方がいますが、脳梗塞や心筋梗塞など、血管系の疾患のリスクが高まるので、神経質になりすぎるのも良くありません。トイレの回数にこだわりすぎず、気楽に考えることも対策の一つです。

A26

まず「不眠か他の疾患か」のチェックを

Q27 たまに「無呼吸」があると家族に言われる

家族の無呼吸を発見したら、その時点だけでなく、たびたび起こっていると考えられます。傍目に分かる無呼吸が1回あれば、一晩の間にその何十倍も起こっている可能性があります。

医学的に問題となる無呼吸は「10秒以上止まる」場合です。10秒というと短いようですが、実際にゆっくり息を吐き出してから10秒息を止めると、思いのほか長い印象を持つと思います。睡眠時無呼吸症候群のある人では数十秒止まるのが普通で、1分以上止まることも、まれではありません。

本人はしっかり眠れているつもりでも、日中に強い眠気などの異変がすでに表れているなら、迷わず医療機関を受診しましょう。放っておくとミスが増えたり、交通事故などの危険性も高くなるので気をつけてください。

A27 「1回見つけたらその何十倍もある」と考えて医療機関でチェックを

Q28 妻がイビキ。別々に寝るしかない？

隣で寝ている家族が、眠れないほど大きなイビキをかくなら、ほぼ間違いなく「無呼吸」もあります。Q27で解説したように、イビキの後に10秒以上呼吸が止まったり、あえぎや息がつまる感じがあれば要注意です。睡眠ポリグラフ検査で1時間当たり5回以上「無呼吸」が確認されれば睡眠時無呼吸症候群と診断されます。**1時間に15回を超え、日中に眠気やだるさなどの症状も伴えば、すでに治療を要するレベルと考えられます。**重症度は検査をしないとはっきり分からないので、まずは医療機関を受診することをおすすめします。

無呼吸の場合、体内に取り込む酸素が不足するため、長期的には高血圧や心臓の疾患など重篤な病の引き金にもなります。放っておくと命を縮めることになりかねません。

イビキだけで「無呼吸」の症状はなかったり、あっても1時間に5回未満でも、大きなイビキをかくだけで睡眠の質はかなり低下します。早めに対策しましょう。

A28 無呼吸が隠れている場合も。医療機関でまず検査を

コラム⑤

超夜型の人は火星に行けば超エリートに⁉

今、世界が注目している惑星といえば、火星です。NASA（米国航空宇宙局）やスペースX、ブルーオリジンなどの民間企業が火星移住計画を発表し、人類をあの赤い惑星に到達させるための準備を進めているのです。火星の直径は地球の半分くらいで、大気も存在しています。そこに宇宙基地を建造した後、2030年頃には火星に人を送るという計画で、中国やインドなども次々と火星探査に乗り出しています。

さて、この火星の一日は24時間40分。地球とは40分の時差があります。そこでNASAでは、地球人の体内時計を火星時間に合わせるための実験もすでに行っています。体内時計を遅らせるために、あえて夜間に強い光を浴びさせる方法などがあるようです。となると、地球人の中でも「超夜型」の人は、火星では暮らしやすいはずです。

超夜型タイプの中には、体内時計が24時間30分を超える方もいて、私が知っている最長記録では24時間40分という方もいます。まさに火星時間と同じリズムですから、あちらに行けば睡眠の超エリート、アラームなしでピタッと目覚められるかもしれません。

6章

「覚醒」と「睡眠」の相乗効果《スパイラル》が生み出す最強の24時間

最終章では、起きている時間に実践したい「覚醒スキル」についてご紹介します。睡眠と覚醒は互いを映し出す関係ですから、快眠が得られれば生活の質も高まり、日中も冴えた頭で過ごせます。それに加えて、さらにもうワンランク覚醒度を上げるちょっとしたワザを身につけることで、「頭の冴え」が確かなものになるでしょう。

現在、科学的な効果が実証されている「覚醒スキル」として、

①光（特に、朝から昼過ぎにかけての太陽光）

②カフェイン

③昼寝

という、主に三つの要素を紹介します。

効果的な使い方を身につけ、職場や家庭で大いに役立ててください。

太陽光　午前中の光は日中の覚醒レベルを高め体内時計を朝型にする最強のツール

日中の「覚醒レベル」を上げるうえで、まず欠かせない要素が「光」、それも自然の「太陽

光」だけではなく「人工照明」も含めた環境光です。私たちは光によってモノを見ることができますが、それ以外の作用もさまざまあります。具体的には、

- **「体内時計」に働きかけて睡眠と覚醒の正しいリズムを維持する（生物リズムの調節）**
- **体と心を活動しやすい状態に導く（覚醒作用）**
- **心を晴れやかにし、モチベーションを上げる（抗うつ効果）**
- **体の各器官の働きを良くする（自律神経の調節）**
- **代謝の良い健康な体をつくる（糖代謝の調節）**

……これらもすべて光による恩恵です。専門的には「非視覚性作用」といいます。

まずここで注目したいのが、光が体内時計に与える影響です。

後ほどくわしく解説しますが、体内時計の源（親時計）は、脳の「視交叉上核《しこうさじょうかく》」という部位にあります。朝起きて目から光が入ると、さっそく親時計が刺激され、生体リズムを正しく刻むために体じゅうに指令を出します。

親時計からの概日シグナル（時刻情報）は体の隅々の細胞まで行き届き、毎日、「これから日中の活動が始まるぞ！」という号令のもと、体温やホルモンの分泌、臓器の働きなどを整えるのです。細胞や臓器の中には日中に休むものもあるので、そのような場合には

光は「休息」のシグナルとして伝わります。

また、光を取り入れることで、体内時計の時間のズレもリセットできます。

「光」という唯一にして最大のメンテナンスツールを、私たちは与えられているわけです。これを生かさない手はありません（日照量が少ないと、ここに挙げたすべての非視覚性作用が十分得られなくなってしまいます）。

では、体内時計を整えるには光をどう活用すればいいでしょう？　答はシンプルで、

●毎日同じ時間帯に太陽光を目に入れる
↓体内時計の安定化

●起床後から昼すぎ（1時すぎ）くらいまでの明るい強い光をたっぷり目に入れる
↓体内時計の朝型化

●時刻にかかわらず覚醒度を上げたいときは、強い光を目に入れる
↓直接的な覚醒作用（人工照明も可。ただし夜型化に注意しながら）

この基本を押さえたうえで、個々の体質や生活スタイルに合った活用法を身につけることで覚醒度を自力で引き上げることができます。Q＆Aと共に、具体策をご紹介します。

Q29 夜更かしの習慣をやめて体内時計を朝型にリセットしたい

夜型にズレた体内時計を朝型に戻すために、まずやっていただきたいのは、午前中の明るい光をたっぷり目に入れることです。それをせず、目覚まし時計を鳴らすだけでは効果が薄いのです。

光は、体内時計を動かす最強力なツールですが、特に、**朝起床してから5～6時間の間に浴びる明るい光には、体内時計を朝型に大きく動かす力があります。**

光の成分の中でも青色光（ブルーライト）が主に体内時計に働きかけます。ブルーライトとは、人の目で確認できる可視光線の中で、最も波長が短く、エネルギーの強い光です。午前中に浴びるブルーライトには、覚醒度を高め、体内時計を朝型に調整する強力な力があるのです。

逆に、**午後3時くらい以降に浴びる太陽光や、夜間に浴びる人工照明の光は、体内時計をぐっと夜型に動かします。**最近はパソコンやスマホの液晶画面、家庭用ＬＥＤ照明からもかなり強力なブルーライトが発生しています。夜型から脱却したい人は、夜間に浴びるのを避けるべきです。特に深夜になればなるほど夜型にする効果が強まるので要注意です。光を浴びる時間帯と、体内時計を動かす方向やその強さの関係については、後ほど紹介する位相反応曲線を参照してください（223ページ）。

また、強い光であればあるほど、長く浴びれば浴びるほど体内時計を動かす力は強まります。つまり、**「光の強さ×浴びている時間」**の掛け算のプラスマイナスで時計の針が朝型か夜型に振れるのです。

現代社会は夜になっても街が暗くなることはなく、蛍光灯、ＬＥＤなどブルーライトを含む人工照明が屋内外で煌々と輝いています。その中にいると、脳内にある親時計が「まだ昼間だな」と勘違いしてしまうため、夜更かしすると地球の時間とどんどんズレていきます。これを再び朝型にするには、午前中に目に入る光の量を増やすだけではなく、夜間に目に入るブルーライトを制限するのも非常に効果的です。

また、夜型生活から脱却した後は、毎日同じ時間に太陽光を目に入れることが重要です。

週末も含めてだいたい定刻に起床してカーテンを開け、朝の光を目からしっかり入れる。たったそれだけの当たり前の習慣が、体内時計の調整に作用するのです。

夜型になりやすい人は、体質的に体内時計の周期が長いので、気を抜くと夜型生活に逆戻りしてしまいます。

「しまった、また寝坊しちゃった」というときは、意識して午前中から昼過ぎにかけての光を多めに目に入れ、体内時計が大幅に夜型にズレないようにしっかりリセットしましょう。後で説明しますが、**朝起きた直後の光だけが、朝型に作用するわけではありません。むしろ、早朝よりも、10〜11時くらいの、お昼近くの光の方が朝型に作用する力は強いことが分かっています。寝坊しても慌てずに対処すれば大丈夫です。**

かなり夜型にズレてしまった場合、朝型にシフトするコツとして、192ページでご紹介したようにカーテンを開けたまま眠り、睡眠中から浴びる光の量を増やすという方法を試してみるのもいいでしょう。

A29 午前中〜昼過ぎに太陽光を目に入れ、夜は照明を浴びすぎない

Q 30
屋外と室内で、光の強さや効果は違う？

体内時計を効率よく調整するには数千ルクス（照度の単位）が必要です。強い光のトップは「晴れた日の屋外の自然光」で、10万ルクス以上と非常に強力。「曇りの日の屋外」でも数万ルクスほどあります。つまり屋外で太陽光を浴びることができれば、体内時計の調節にとって十分に強い光を浴びることができます。夜型にズレた体内時計を朝型に動かす最速の方法といえるでしょう。

ただし**視線を向ける方向で、目に入る光の強さは大きく変わります。晴れた日でも視線を下に向けたり、ひさしのある帽子を被っていると光の量は大きく低下します。**

同じ自然光でも、室内だと照度は大きく下がります。屋内の「晴れた日の東や南向きの窓辺」で２０００〜３０００ルクス、視線を外にまっすぐ向けると約５０００〜８０００ルクスの光が目に入ります。窓辺から離れるとぐっと下がって500〜600ルクス程度になります。

人工照明の光だと、一番照度が高い「一般のオフィスの照明」で１０００ルクス、「一般の住宅」では500ルクス、「間接照明を用いた部屋」では100ルクス程度です。

A30 室内外では照度差が大きく、覚醒効果も大幅に違う

日常生活における照度

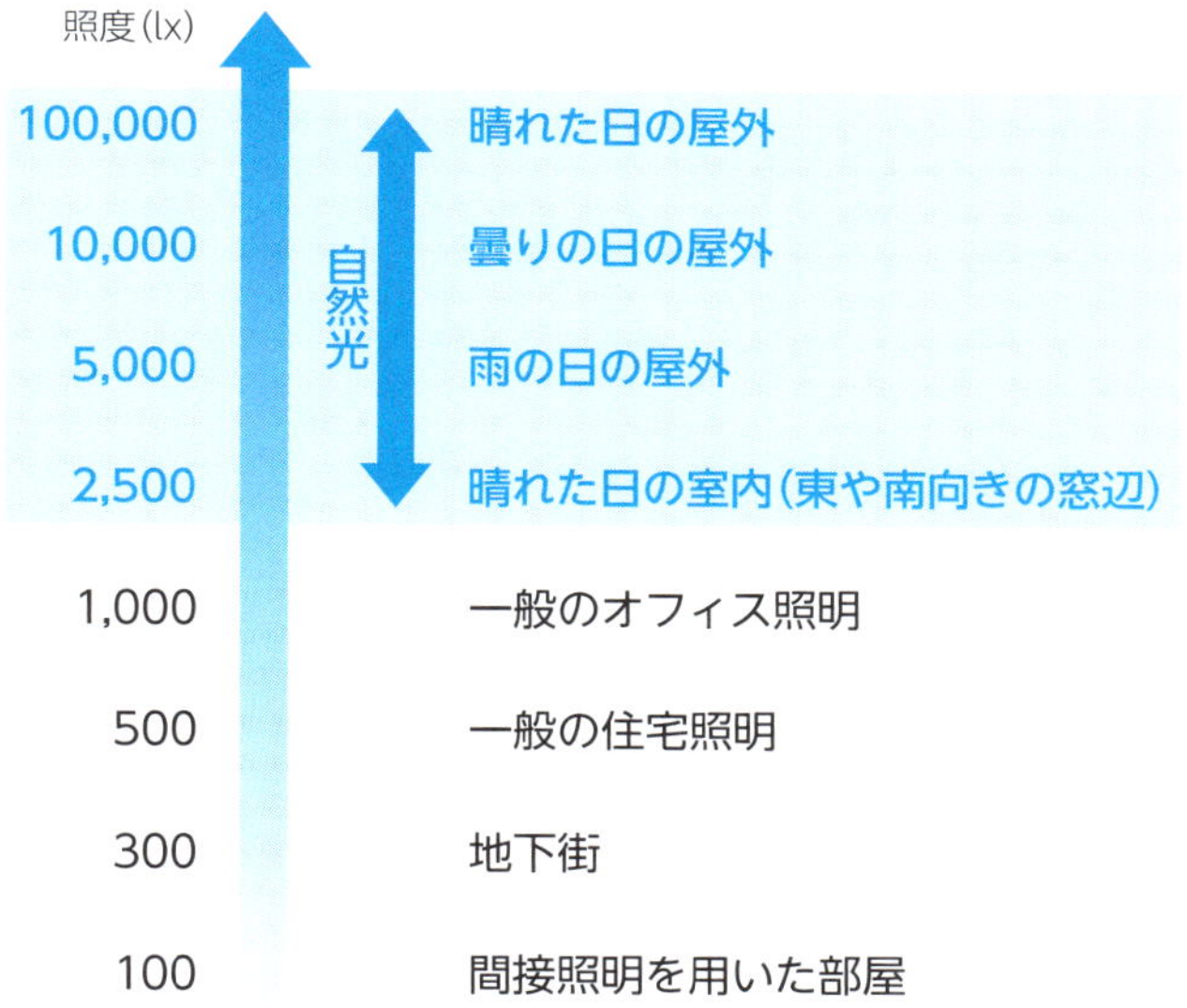

照度(lx)	
100,000	晴れた日の屋外
10,000	曇りの日の屋外
5,000	雨の日の屋外
2,500	晴れた日の室内(東や南向きの窓辺)
1,000	一般のオフィス照明
500	一般の住宅照明
300	地下街
100	間接照明を用いた部屋

曇りの日でも屋外であれば1万ルクスの照度が得られるが、視線の方向で目に入る光量は大きく変わる。効果を得るためには、できるだけ明るい日差しの方向を眺めよう。

照度の目安を知っておくと、日中と夜間の光量をだいたい計算しながらバランスをとりやすくなります。

上手に加減しながら、体内時計がズレないようコントロールしましょう。

Q31 朝型に一気にシフトするコツは？

「午前中に太陽光を浴びたくても、出社後はずっと室内。通勤のときしか外に出られない」「車通勤なので、朝のバルコニーでの数分と、自宅のドアから駐車場までの数秒しか光を浴びられない」など、現代人は総じて太陽光の下にいる時間が少なく、日照不足から睡眠と覚醒のリズムを乱すケースが目立ちます。自然光は朝日をほんの少し浴びる程度で、人工照明ばかり浴びている、という生活だとどうしても夜型にズレやすくなります。

そこで、効率よく朝型にシフトするコツを、グラフを使ってご説明しましょう。

光の効力が強い時間帯を利用するのですが、ポイントは、**午前10〜11時頃、遅くとも12時頃までに日光を浴びることです。**

「朝を含めて午前中、昼過ぎぐらいまでの光は体内時計を朝型にする」という話をしましたが、一口に「午前中から昼過ぎぐらいまでの光」といっても、時間の経過と共に体内時計を動かす力は微妙に変わります。

先ほどふれたように、目覚めてすぐに見る朝日よりも、お昼近くの光の方が朝型にシフ

光は浴びる時間帯で作用がちがう

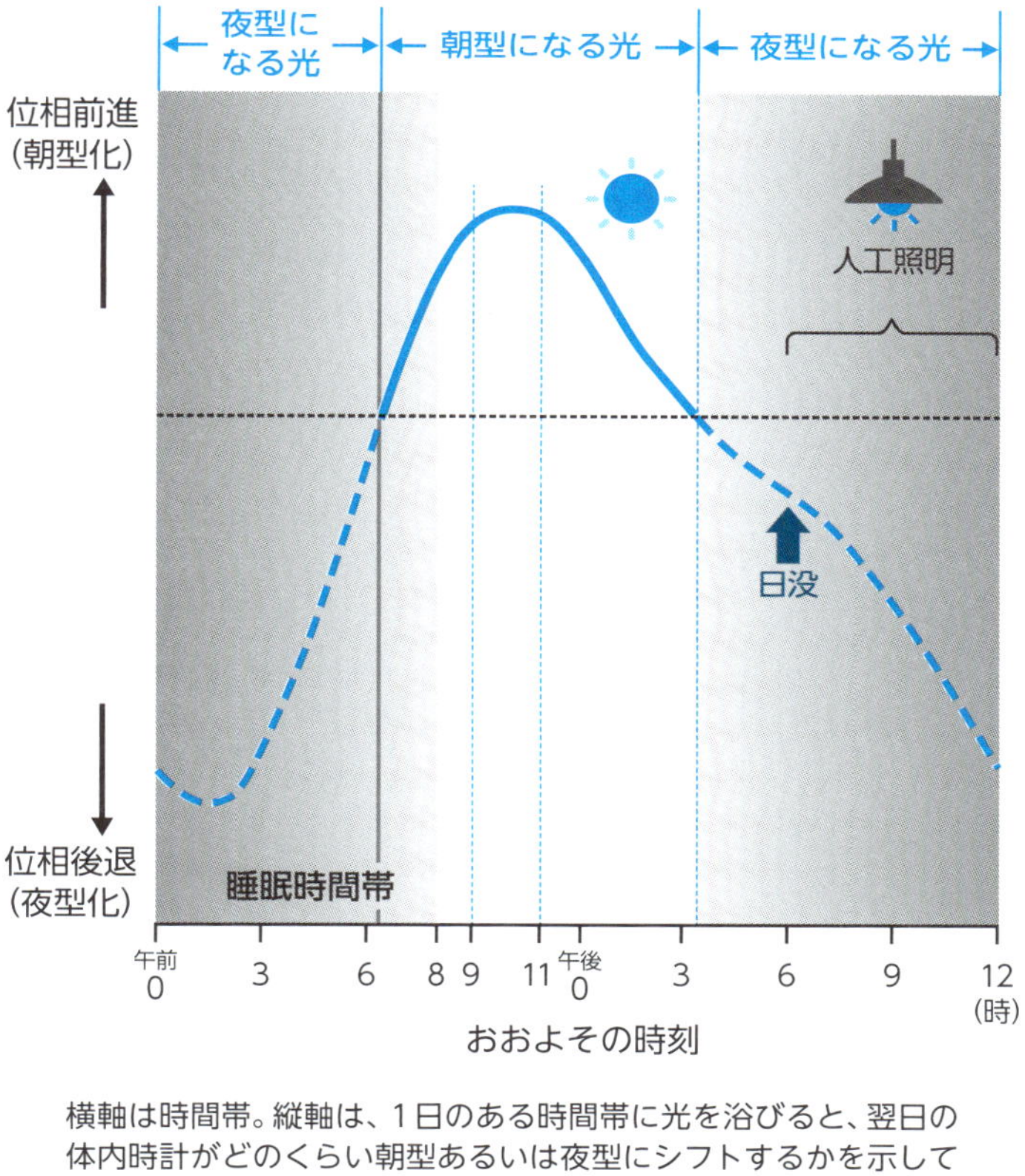

横軸は時間帯。縦軸は、1日のある時間帯に光を浴びると、翌日の体内時計がどのくらい朝型あるいは夜型にシフトするかを示している。このグラフでは夜12時〜朝8時頃まで眠る人を例にして、おおよその時刻を示している。
午前9〜11時頃に光を浴びると最も強く朝型にシフトすることが読み取れる。
午後3時頃を過ぎて浴びた光は、夜型化に作用することが分かる。

トする力は強いのです。午後になると効力はしだいに低下し、午後3時を過ぎて光がオレンジ色になる頃には、朝型に動かす効果はほぼなくなり、それ以降の時間帯は徐々に夜型効果が強くなるようになります。つまり、時間帯を選べば効率よく体内時計を動かして、日中の覚醒スキルを高めることができます。

たとえば、一日の多くの時間をオフィスで過ごす人なら、

・これまでは夕方にあてていた外出の用事を、午前10～11時前後にする
・お弁当を持参しているのでオフィスから出る用事はないが、お昼に外のコンビニに行きがてら光を浴びる
・フリーアドレスのオフィスなら積極的に「窓際族」になる

というのもいいでしょう。

もちろん、体内時計には個人差がありますから、ベストな時間帯は多少変わりますが、夜型にズレた時計を巻き戻す作戦の一つとしてぜひ試していただきたいと思います。

A31 午前10時～11時の光を浴びる工夫を!

Q32 明るい太陽光を浴びると抑うつも改善できる？

光がもたらす作用の一つが、抑うつを改善する効果です。曇りや雨が続くと気分までどんよりするのに対し、太陽を見ると晴れやかな気分になるのは、誰しも経験があるでしょう。これは単に気分的なものではなく、光を受けた脳の中で、ある変化が起こるからです。

光は、私たちの睡眠や気分をどのようにしてコントロールしているのか？

世界中でさまざまな疫学調査や生物学的な研究が行われてきましたが、これまでの研究から、**午前中に浴びる光の量（暴露量）が多いほど抑うつになる人は少なく、夜間に浴びる人工照明の光の量が多いほど日中の抑うつも強くなることが分かっています。**

また、メンタルヘルスが良好だと睡眠の質も高まり、悪化すると睡眠の質も低下するという相関関係も見られます。

では、明るい自然光が睡眠の質を高め、気分を良くする脳のメカニズムとはどういうものなのでしょうか。

まず、目でキャッチした光の情報は、目の奥の網膜の細胞で神経シグナルに変換され、その大部分が後頭葉の視覚野に達して、モノの形や色が「見える」しくみになっています。

では、光が体内時計をリセットするなど、モノを見る以外の非視覚性作用は、なぜ起こるのでしょうか。

光情報の一部が、視覚野に向かうルートの途中で分岐し視床下部や脳幹部に達するからです。視床下部には親時計の視交叉上核もあるため、光の刺激が届けば生体リズムの調整をはじめ、多様な作用を発揮できるのです。そのほか光の情報は同じく視床下部にある交感神経の元締めとも言える室傍核《しっぽうかく》、気分調整に関係する脳幹部の縫線核《ほうせんかく》などにも届きます。

気分の調整に関してはセロトニンという神経伝達物質がカギを握っています。セロトニンは多幸感をもたらすことでも話題を集めましたが、脳幹部の縫線核に達した光はこの場所で行われるセロトニン合成を活発にすることが分かっています。**日照が少なくなる冬には健康な人でも脳内のセロトニン生成量が少なくなることが分かっています。取り込む光が少ないとセロトニン合成がスムーズに進まないため気分が悪化するという脳内メカニズムがあるのです。**光が不足すると気分が塞ぐのは科学的に実証されているというわけです。

A 32

改善できる。「気のせい」ではなく、セロトニン合成が活発になるから

Q33 冬場に眠くなったり気分が落ち込むのを改善したい

「何をするのもおっくう」「眠くて集中力がわかない」「一日中ボンヤリ」など、冬になると気分が落ち込み、不活発になる人がいます。いわゆる**「冬季うつ」**です。

やはり原因は、日照不足が指摘されています。冬は自然光の日照量が落ち、しかも日の出から日没までの日長時間も短くなるため、光を浴びる量が減ります。

加えて、冬季うつの患者さんは光に対する感受性も低いようです。そのため冬になると気分調節に関わる脳内のセロトニン機能が低下し、気分が悪化するのです。また眠気も強くなり日中でも覚醒度が高まらずパフォーマンスが低下します。

「冬季うつ」といっても、冬だけ発症するわけではありません。「冬に症状が表れやすいうつ」という解釈が正しく、春先に改善しても梅雨に再発したり、春や夏でも天候しだいでは出現することもあります。天候次第で変わる環境光の量に大きく左右されるうつだということです。

発症率には地域差がはっきり見られます。以前、全国各地に居住する1000名を対象に調査をしたところ、冬季うつのハイリスク者の割合が一番高かったのは**秋田県（秋田市）**、次が**北海道（札幌）**で、緯度の高い北国で割合が高いことが分かりました。

ただし例外もあり、南国の**鹿児島県の奄美市**でもハイリスク者の割合が高かったのです。これらの地域に共通するのは、日照時間が短いことです。奄美市は、北からの冷たい気流と南からの暖かい気流がちょうど奄美諸島や沖縄諸島付近でぶつかるため、南国にもかかわらず曇天日が多く、日照不足になりやすいのです。

脳内セロトニンの働きから見ると、「冬季うつ」は、うつ病の中でもセロトニンと関わりが深いことが分かっています。ごく簡単にいうと、セロトニンの機能低下によって多幸感が生まれにくくなり、うつ気分になるわけです。

セロトニンの機能低下は、気分の悪化だけでなく睡眠や食欲にも影響するため、冬季うつを発症した患者さんは睡眠時間が長くなり、日中も眠気が強く、炭水化物を好んで食べるため体重が増加します。

先にも触れたように、健康な人でも冬季になるとセロトニンの機能が低下します。ですから、寒い季節に気持ちが沈んだら、意識的に午前中の光を浴びるなど、早めに対策することをおすすめします。

脳内セロトニンは、その日の日照時間とダイレクトに関わり、太陽光を浴びると、わずか数時間のうちに合成が高まるという報告もあります。つまりその日に浴びた光の量が、さっそく気分に反映されるのです。

A33

日照量が落ち、日長時間も短くなるので、意識して光を浴びると良い

Q 34

太陽光の浴び方、見る方向など、効果的な方法は？

同じ照度の自然光を浴びても、光を見る角度によって、効果がかなり変わることも知っておいてください。

とはいってもとても簡単なことで、明るい方をまっすぐ見て、目で光をキャッチすればいいのです。太陽を直接見るのではなく、明るい空に視線を向けることを意識してください。すると、体内時計を左右する青色光（ブルーライト）を取り入れることができます。

同じ照度の青空でも、「少しまぶしい」と感じるくらいきちんと見るのと、うつむいて地面や家の壁を見ているのでは、格段に効果が違ってきます。なぜなら、目の網膜にある細胞の大部分は「モノを見る」ために働いていて、体内時計や気分に働きかける細胞（メラノプシン細胞）はごく一部しかなく、しかも目の奥の方にあるため、**斜めから光を入れても効率的に届かない**からです。明るい光（特にブルーライト）が正面からまっすぐ入ってくることで朝型化効果や抗うつ効果がアップします。

メラノプシン細胞が光を認識しないと、体内時計に働きかけることも気分を調節することも十分にできなくなります。しかも、明るい所では目の入り口部分にある瞳孔が小さくなり、なおさら斜めからの光はシャットダウンされるため、光が入るように角度を意識して見ることが大事なのです。

もちろん、長時間じっと光ばかり見ていたら眼精疲労を起こしてしまうし、何も手につかなくなってしまうので、通勤途中などに歩きながら、チラチラ明るい方向や空を見上げる程度でかまいません。その際、目深に帽子を被ったり、ブルーライトをカットするメガネやサングラスは光の作用を妨げるので外してください。紫外線の影響が気になる場合はUVケアしたうえで光を浴びるようにしましょう。

屋内にいる場合は、日当たりのいい窓辺など、光の近くに行くほど照度は高まります。**休憩時間に窓辺の近くに立ち、ほんの10秒程度でも光の方をしっかり見る。あるいは、仕事中、光が見える方にときどき視線を向けるだけでも効果的です**（窓際にデスクがある方は、目から光を入れやすい点で恵まれているといえるでしょう）。

A 34 目にまっすぐ光を入れるのがポイント

カフェイン 目の前の眠気を取るには確実な方法。眠気を取って作業するリスクも

・朝、すっきり目覚めたいとき
・日中の眠気をなんとかしたいとき
・集中力を上げて、難しい仕事に挑みたいとき

頼りになるのがカフェインを含む飲み物です。

定番はコーヒーですが、最近はカフェイン入りの眠気覚ましドリンクも人気で、飲めば確かに頭がシャキッとします。

その効果とリスクの両方を知って、上手に活用しましょう。

Q35 休憩時間をとれないときの、眠気を取る方法は？

「眠気覚まし」の確かな方法といえば、「カフェイン」と「昼寝・仮眠」です。

カフェインの眠気覚まし効果は科学的にも実証されています。カフェイン量の多いコーヒーや濃い緑茶などを飲めば、20～30分ほどで効き始めます。その後、4～5時間程度は効果が持続するので、会議中や作業中など、急いで覚醒したいときには効果的です。

ただし、飲む時間帯には注意してください。遅い時間に飲むと頭が冴えて眠りづらくなったり、眠りが浅くなって夜間に目が覚めるといった悪影響が出ます。

また、夜間のカフェインが習慣になると、体内時計が夜型にズレやすくなり、寝る3時間前にカフェイン200mg（インスタントコーヒー3杯ほど）を1カ月以上飲み続けた場合、体内時計が40分ほど遅れるという研究報告もあります。**カフェインに敏感な人は寝る5～6時間前から、一般の人は4時間前からは控えましょう。**

A35 カフェインが一時的に眠気を取る効果は科学的に実証済み

Q 36
コーヒーは一日何杯までならOK?

覚醒に効果的なカフェインですが、飲みすぎはもちろん良くありません。2〜3杯程度なら問題ありませんが、量が増えるとさまざまな副作用が表れ、イライラ感が出て逆に注意力や集中力が落ちたり、頭痛、めまい、胃腸障害などが出ることもあります。

度を越すと強い不眠や不整脈のリスクも高まります。コーヒーを一日十数杯も飲めば、不眠症のモデルができあがるくらいです。アメリカではカフェインの副作用による子供の突然死が何例も報告されています。

カフェインはあくまでも一時的な眠気対策で、頭で感じる眠気や疲労の軽減はできても、首から下の疲れは取れていません。本当の意味での対策にはならないわけです。眠気を一時的に消して働けばかえってリスクを高めます。カフェインだけで疲労まで取れるなら誰も苦労はしません。眠気と疲れを根本から取る方法はただ一つ、眠ることしかありません。

A 36
眠気は取れても疲れが取れたわけではない。飲みすぎには要注意

ンです。

Q 37 夜勤時の眠気対策として、カフェインの上手な使い方は？

夜勤がある方にとって、勤務中の眠気覚ましとして即効性が高いのが、やはりカフェインです。

その場合も、飲む量と時間帯に気をつけてください。

コツは、できるだけ「夜勤の前半」に飲み、夜勤後半には控えることです。カフェインの効果は4～5時間持続するため、夜勤明け直前に飲むと、帰宅後に仮眠をとろうとしても眠れなくなったりするのでご注意ください。

ところで、夜勤中のコーヒーや仮眠の効果について、深夜のハイウエー運転をして調べるという試験研究があります。この試験は、20～25歳の若年の被験者12名と、40～50歳の中年の被験者12名が参加し、異なる条件で4回のハイウエー実車運転を行いました。

1回は、眠気対策を何もせず夕方に運転。

残りの3回は、

「30分前にコーヒーを飲む」
「30分の仮眠をとる」
「眠気対策を何もせずに運転する」

という条件でそれぞれ深夜に運転をし、運転中に車線から逸脱した回数で効果を判定するというものです。

結果、分かったことは、

- **深夜の運転は、カフェインや仮眠などの工夫をしても、夕方の運転より危険である。**
- **カフェインを飲めば、若年、中年ともに運転ミスが減少する。特に中年者によく効く。**
- **仮眠も若年、中年ともに効果がある。特に若年者によく効く。**

などです。この結果は、睡眠不足が多い若者にはカフェインより仮眠が効果的であることも意味しています。カフェインや仮眠による覚醒作用は深夜運転のリスクを減らすものの、どうやっても危険は伴うということです。**「カフェインをとったから大丈夫」と安心するのは禁物。あくまで一時的な対策と心得て睡眠で疲労を回復させるようにしてください。**

A37 夜勤の前半にとるのがコツ

夜間運転時の仮眠とカフェインの効用

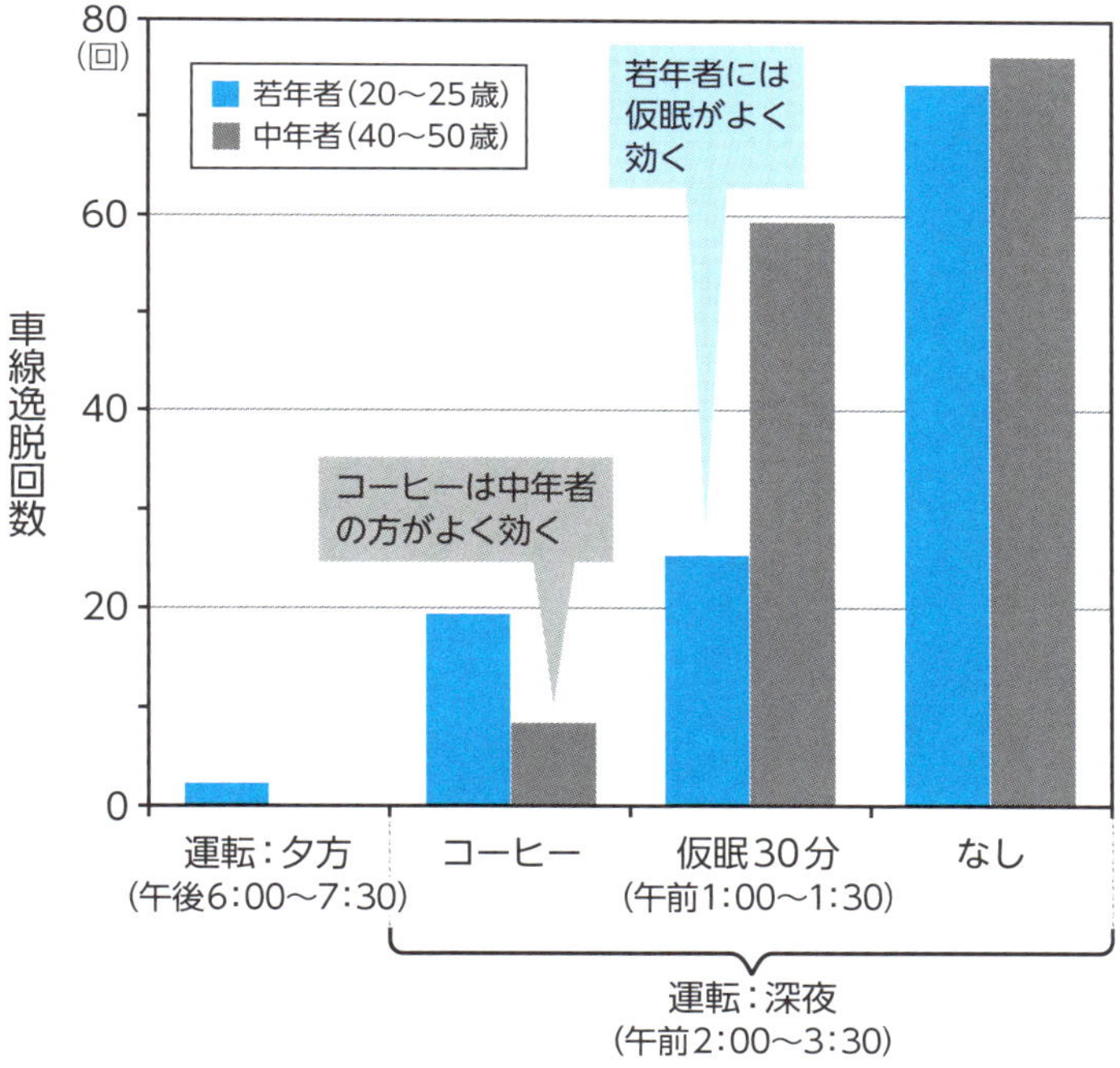

若年者と中年者12名ずつが実験に参加した。

すべての被験者は、条件が異なる4回のハイウエー実車運転(125マイル、約200㎞)を行った。

1回は夕方(午後6:00〜7:30)、残り3回は深夜(午前2:00〜3:30)に運転した。

深夜運転では、30分前にコーヒー1杯(カフェイン200㎎)を飲む、30分の仮眠をとる、何も処置をしないで運転するという3条件で運転した。

運転中に車線から逸脱した回数で効果を判定した。

昼寝・仮眠と休憩

戦略的な昼寝・仮眠で効率アップ。長すぎる昼寝は夜の睡眠の妨げに

昼寝や仮眠により、その後の仕事や勉強の効率が上がることが実証されています。

そこで、最近は社員に昼寝をすすめたり、ランチの後に「昼寝タイム」を設ける学校もありますが、覚醒スキルを上げるには「適度に眠る」のがポイントです。

長すぎる昼寝や午後遅い時間の昼寝は、かえって逆効果になってしまいます。

Q38 パフォーマンスが上がる昼寝・仮眠のコツは？

昼寝・仮眠の原則は、
- **できるだけ早い時刻にすませること**
- **20～30分以内にとどめること**

この二つを守れば、昼食後の眠気を解消して、冴えた頭で午後の作業に取りかかれるで

しょう。「午後3時まで」と書いてある書籍が多いですが、これは過去の研究で使われた区切りで、昼寝を避けるべき時間帯に明確な境界線があるわけではありません。

昼食後（時には昼食前）からなるべく早い午後の時間帯での昼寝の方がおすすめです。たとえ30分程度の短めの昼寝でも、遅い時間帯になるほど夜の睡眠に影響が出て、眠りが浅くなったり、寝つきが悪くなったりするためです。特に夕方近くなってからの昼寝は良くありません。

また、早い時間帯の昼寝でも、30分以上長く眠ると深い睡眠に入ってしまう可能性が高く、夜の睡眠の妨げになります。夜間の睡眠の質が下がれば、翌日に眠気や疲労感を持ち越すことになりかねません。**遅い時間帯での1時間の昼寝は、その2〜3倍に相当する夜の睡眠をそぎ落としてしまうとも報告されているので、仮眠で深く眠るのは避けた方がいいのです。**

帰りの電車で仮眠をとりたい人も多いと思いますが、夕方以降の仮眠はさらに夜の睡眠に悪影響を及ぼします。快眠したければ「帰りの電車では眠らない」を心がけてください。

A38 午後のできるだけ早い時間帯までに20〜30分程度の昼寝・仮眠を

Q39 昼寝の後、シャキッと午後をスタートしたい

とても疲れているときなど、昼寝をしたものの目覚めが悪く、なかなか作業に戻れないこともあるでしょう。そういうときに効果的なのが、昼寝をする直前にカフェインをとることです。最近はよく知られている方法ですが、カフェインは覚醒作用を発揮するまでに30分ほどかかるため、**20〜30分程度の昼寝の前に飲んでおくと、ちょうど目覚めた頃に覚醒効果を発揮し、すっきり目覚めることができます。**

その効果が分かる、ちょっとユニークな実験があります。

被験者に20分ほど仮眠をとってもらい、「①目覚めた後に冷たい水で洗顔する」、「②目覚めた後に強い自然光を浴びる」、「③眠る前にカフェインをとる」など、眠気覚ましの方法を試してもらいました。昼寝から目覚めた直後は誰でも頭がぼんやりしますが、そのぼんやり感を消す効力を調べたのです。

この実験では、事前に仮眠をとらない状態でも同じ眠気覚ましの方法を試してもらい、これを基準に、「主観的な眠気の取れ方」と「認知機能テスト」で総合的に判断します。

認知機能のチェックは、パソコン画面上に表れる刺激に反応するテストです。結果、一番効率よく眠気が取れたのはカフェインで、次が高照度光でした。

また、認知機能の改善については圧倒的にカフェインでした。多くの方がカフェイン飲料を活用するのは、この通り効果が分かりやすく、体で実感しやすいからなのでしょう。この実験では光を浴びる時間が1分と短かったので、より長い時間浴びれば覚醒効果もより強かったでしょう。

ともあれ、ここではカフェインの即効性が実証されたことに注目しましょう。昼寝や仮眠の後の目覚めが悪い方は、試してみてはいかがでしょうか。

夜勤中の眠気対策としても、仮眠とカフェインの併用は効果があります。勤務に入る前に仮眠をとるときにも、事前にカフェインをとると残眠感が軽減され、その後の作業もラクになります。多忙な救急病棟など、仮眠時間を確保することが難しい職種も多いですが、ミスの許されない夜勤担当者ほど、本当は仮眠をとる必要があり、これは社会全体で解決すべき課題といえます。

A 39 「眠る前のカフェイン」が効果的

働き方 「最適時間帯」を活かす

ビジネスパーソンなら、「冴えた頭でいい仕事をしたい」というのは共通の願いでしょう。そこで、カフェインや昼寝・仮眠で戦略的に眠気を取る方法に加えて、もう一つぜひ身につけていただきたいのが、**「働く場所、時間の最適化」**というスキルです。

「覚醒レベルが高まる時間帯」を意識した、業務に最適のスケジューリングや、デスクの照明の工夫などは、どなたでも簡単にでき、しかも効果が目に見えて分かります。ぜひ実践してみてください。

Q40 どの時間帯に何をするのが効率的？

「夕方を過ぎると頭の回転が悪くなる」と漠然と考えている人が多いかもしれませんが、脳波上で一日の覚醒レベルの変動を見ると、意外なことに、そうではないことが分かります。

序章でもお伝えした通り、覚醒レベルには次のような特徴があります。

①朝起きてから昼頃まで、右肩上がりに上昇する

②その後、午後2時から5時頃にかけていったん下降する（「ポストランチディップ」と呼ばれる、昼食後に眠くなる時間帯）

③夕方頃から再び上昇し、就寝の約5時間〜2時間前に、一日の中で最も高くなる

④ピーク直後から急速に下降し始め、約2時間後に睡眠に入る

ここでの「覚醒レベル」とは、暗室で脳波を測定しながら横になり睡眠状態に入るまでにかかる時間で計算します。かかる時間が長いほど眠気が少ない、言いかえれば覚醒レベルが高いことを意味しています。これは脳科学的に証明されている事実です。

ただし実際の生活では、「覚醒レベルが高い時間帯」イコール「パフォーマンスが高い時間帯」ではありません。その理由は種々ありますが、疲労の蓄積が大きな原因の一つです。一定時間にわたって肉体的・精神的に集中して仕事を続けていれば疲労がたまり、覚醒レベルが高まっても抗しきれず、認知機能や注意力は徐々に低下してしまいます。

つまり、**ハイパフォーマンスを求められる時間帯を、覚醒レベルが高まる時間帯にできるだけ合うように調整するのが、最も効率的な働き方なのです。**

朝型の人は覚醒レベルが高まるタイミングが早く、早朝から昼頃にかけて集中して仕事をする人が多いですね。その分、夕方頃には早めに疲労もたまります。また体内時計の時刻も前倒しになっているため、覚醒レベルも夕食後はかなり低下してきます。

一方、夜型の人は、午前中はさっぱりエンジンがかかりません。逆に夕食後のあたりからが、「クリエイティブな能力が高まる」と感じて仕事がはかどる人もいます。仕事以外でも、夕食の席で気のきいたジョークが飛び出したり、読書や楽器の練習といった趣味にも集中しやすいなど、「パフォーマンスの高さ」、「絶好調」を実感しやすいゴールデンタイムなのです。

A40 「朝型夜型特性」に合わせて仕事時間の調整を

会社には、強い朝型から強い夜型の人までさまざまいます。しかし残念ながら覚醒レベルやパフォーマンスの日内変動の個人差を考慮されることはまれで、同じようなスケジュールで仕事を求められることが少なくありません。

朝型の社長や上司に早朝出勤を強いられ、午前中から会議で良いアイデアを出せと言われても、夜型の人にとってはすぐには出せず、効率が悪すぎます。生産性を高めたければ、朝型勤務ではなくフレックス制度を充実させるべきでしょう。

Q 41
よく寝ているつもりなのにパフォーマンスが上がらない

「ちゃんと寝ているのに日中いまひとつ冴えない」と感じることは誰しもあると思います。こういうときは睡眠習慣を見直すチャンスです。睡眠と覚醒は表裏一体ですから、日中のパフォーマンスがもうひとつなら、本来の睡眠がとれていない可能性が高いでしょう。Q40でご紹介したように、覚醒レベルの日内変動があるわけですが、**睡眠の質が悪いと変動曲線全体が地盤低下して、覚醒のピークレベル自体が低くなってしまいます。**

睡眠そのものには十分満足できていて、日中の眠気や倦怠感などもなければ、光や昼寝、カフェインを戦略的に活用して、刺激で覚醒レベルを上げてみてください。

先述のように、午前中から昼過ぎにかけてできるだけ明るい自然光に触れることに加えて、**デスクワークの場合なら、手元の照明の照度を上げてみるのも一案です。照度を上げることで、脳波上の覚醒度はごく短時間で上がります。**

A 41
睡眠習慣を見直すチャンス

Q 42

夜勤中の眠気を取るなら照明は明るくした方が良い？

夜勤中の眠気対策として最も有効なのは、仮眠と室内照明です。

これまでの研究から、夜勤業務をする職場の照明を明るくした方が脳波上の覚醒度が上がり、ミスも少なくなることが分かっています。

覚醒レベルを上げるには照度は高いほど効果がありますが、人工照明では太陽光のように数万ルクスにすることはできません。一般的な室内照明は500〜1000ルクスですが、眠気やケアレスミスを減らすのであればできる範囲内で照明を明るくすると良いでしょう。

研究では数千ルクスでしっかりした覚醒作用が確認されていますが、これはかなり強い光源が近くになければ浴びることができない光です。このような高照度光を浴びることのできるデバイスも市販されています（深夜帯に強い光を浴びると翌日の体内時計は大きく夜型に傾くので一時的に寝つきや目覚めが悪くなることは折込み済みで行ってください）。

A 42

照度を上げれば覚醒度は上がり、エラーは減る

覚醒度を上げる小さな習慣

運動も食事も、同じリズムで継続する。正しい生活で、睡眠と覚醒の両方が良くなる

生活に欠かせない食事や運動の話題にも少し触れておきましょう。

当たり前のことですが、基本は、同じリズムで食べて、動くことです。

私たちの生活は、何か一つの要素で成り立っているわけではありません。寝起きの習慣とともに、1日24時間の中に、体に必要なことをバランスよく組み入れ、その生活習慣をコツコツ続けることが、高いパフォーマンス、質の高い睡眠につながります。

Q43 運動は覚醒度を高める？ 適した時間帯は？

日中の覚醒度を高めるには、毎日同じリズムで暮らすことが原則です。

その意味で、早朝の同じ時間にウォーキングやジョギングなどの運動をすれば、体内時計の調整がしやすく、しかも、光をたっぷり浴びることで覚醒度を上げられます。

働く世代の場合、平日は終業後の遅めの時間に運動することが多いかもしれません。その場合は、時間帯に気をつけてください。あまり遅い時間に運動すると、体を活動的にする交感神経が刺激され、頭が冴えて眠れなくなる可能性があります。「寝る直前に運動するとよく眠れる」という方は継続してかまいませんが、無理は禁物です。

睡眠の質を高めるには、一般的には夕方の運動が良いとされていますが、家事や仕事の都合で難しい場合は、**就寝の4〜5時間前までに終えるようにしましょう。**こうすると、交感神経がほどよくクールダウンして心地よく眠れます。

睡眠の質を高めるには継続することも大事で、ジョギングや水泳などの有酸素運動を3カ月半から半年ほど続けるのがおすすめです。実際に試してみて、自分に一番合う運動のやり方を見つけてください。

A43

毎日同じリズムで行い、寝る4〜5時間前までに終えるのがポイント

Q44 朝食は体内時計の調節に効果がある？

インターネットで「朝ごはんを食べると体内時計が調整され、夜型の人も朝型に変われる」といった記事を見かけることがあります。

「早寝早起き」になりたい人にとっては耳よりな情報に思えますが、残念ながら科学的な根拠はありません。研究で明らかになっているのは、動物に一定時刻に餌を与えると、肝臓などの細胞リズムがその時刻に合わせて動くなど、主に基礎実験レベルの話です。

ヒトの研究では、特定の時刻に食事をとらせても体内時計の時刻を調整することはできませんでした。当然、早寝早起きを促す効果は期待できません。

ただし、定刻に起床して、同じ時間に朝日を浴び、朝食をとるという一定のリズムで暮らすことは、体内時計の調節に有効です。朝食そのものではなく「朝食をちゃんと食べるような生活習慣」が大事なのです。

A44 食べれば早起きできるわけではないが、定刻に食べる習慣が大切

Q 45

睡眠の質が良くなる食材は？

巷《ちまた》で「○○成分が睡眠に効く」といわれている食材が沢山ありますが、実際に効果をあげるには「一食に何トンも食べる必要がある」などといったものがほとんどです。

食材だけで睡眠を改善するのは、現実的ではありません。

食事をとると副交感神経が活発になって眠気が出てくるので、これを食材の効果と感じることはあると思います。

A 45

あまり期待できない

Q 46

カフェインを使わずに疲れや眠気を吹き飛ばす方法はある？

疲れや眠気は「これ以上活動するのは無理」という警告です。それを無視すれば、たとえ最高に楽しいことをしていてもミスが増えたり、事故を起こしやすくなります。そこで専門家も「無理に疲れを吹き飛ばすことは、実は危険な行為である」と警笛を鳴らしています。

疲労や眠気を取って覚醒するための根本的な対策は、結局、眠ることしかありません。眠らずに、楽しいことをして、すっきり目覚めるなどという「うまい話」はないわけで、体が発する疲労のシグナルには素直に従うのが賢明です。

体の声に逆らうと必ずツケが回ってきて、膨大な睡眠負債を背負うことになります。積み上がった負債は睡眠でしか返せないという認識を持って、生活習慣を整えていきましょう。

A 46

疲れを吹き飛ばすことは、実は危険。睡眠は根本的な唯一の対策

おわりに

日本人の睡眠時間は世界でも突出して短く、諸外国の平均と比較して1日1時間以上も短いのです。もちろん体が必要とする睡眠時間に人種差はありません。

電車の中は睡眠不足のために居眠りする人だらけです。日本人の居眠りは海外でも有名で**"inemuri"**という単語も作られているほど。注釈には「安全な国だから」ではなく「長時間労働で睡眠不足の結果、公共の場で眠る現象」と記されています。恥ずかしいやら悲しいやら……。

「余計なお世話だ。寝る寝ないは個人の勝手」と主張する人もいます。でも残念ながら**睡眠は個人の問題であると同時に、社会の問題でもあります。**長時間勤務が原因となった観光バスの悲惨な居眠り運転事故なども記憶に新しいところです。米国のシンクタンクの試算では、睡眠問題のために生じる社会的損失は、日本国内だけで年間1380億ドル（約15兆3千億円）にも達するそうです。睡眠は日本全体の問題です。

「24時間社会の先進国だから仕方がない」「寝ずに頑張っているから今の日本の繁栄がある」という反論もよく耳にします。でも、本当でしょうか？　アメリカ、フランス、イギリス、イタリア、カナダなどのG7各国の平均睡眠時間はOECDの平均を超えています。

北欧も含めて先進国のほとんどは、日本人よりも1時間以上睡眠時間を確保しているのです。先進国だからという言い訳は通用しません。

では日本人は寝食を惜しんで仕事をして業績が上がっているのかといえば、残念ながらそうではありません。日本の時間当たりの労働生産性はＯＥＣＤでも中位以下、他の先進国の後塵を拝しています。もちろん生産性低下については職業構造の問題など、原因は複雑ですが、休養不足による疲労や眠気も大きな原因として指摘されています。

大手企業の社員が過労によって自殺するなど、いくつもの悲しい出来事を経て、ようやく働き方改革、ライフワークバランスが注目されています。今こそ、休息も取らずにただひたすらに戦い続けても能率が上がらないことを理解すべきでしょう。

編集を担当いただいた青春出版社 プライム涌光の村松基宏さんは、前著『やってはいけない眠り方』(青春新書プレイブックス) 以来のお付き合いで、私の乱雑なアイデアを整理し、分かりやすく構成していただきました。また執筆に際しては桜井裕子さんにご助力いただきました。

本書の内容が、睡眠や日中の不調に悩む方、より高いパフォーマンスを目指している方々のお役に立てば幸いです。

三島和夫

著者紹介

三島和夫（みしま　かずお）

1963年、秋田県生まれ。

秋田大学大学院医学系研究科精神科学講座教授。医学博士。1987年、秋田大学医学部医学科を卒業後、同大精神科学講座講師、同助教授、米国スタンフォード大学医学部睡眠研究センター客員准教授、国立精神・神経医療研究センター睡眠・覚醒障害研究部部長を経て、2018年より現職。

日本睡眠学会理事、日本時間生物学会理事、日本生物学的精神医学会評議員。これまでに睡眠薬の臨床試験ガイドライン、同適正使用と休薬ガイドライン、睡眠障害の病態研究などに関する厚生労働省研究班の主任研究者を歴任。

著書に『やってはいけない眠り方』（青春新書プレイブックス）、『朝型勤務がダメな理由』（日経ナショナルジオグラフィック社）などがある。

かつてないほど頭《あたま》が冴《さ》える！
睡眠《すいみん》と覚醒《かくせい》 最強《さいきょう》の習慣《しゅうかん》

2018年 9 月25日　第 1 刷

著　者　三《み》島《しま》和《かず》夫《お》

発行者　小澤源太郎

責任編集　株式会社 プライム涌光
電話　編集部　03(3203)2850

発行所　株式会社 青春出版社
東京都新宿区若松町12番 1 号 〒162-0056
振替番号　00190-7-98602
電話　営業部　03(3207)1916

印　刷　中央精版印刷　　製　本　大口製本

万一、落丁、乱丁がありました節は、お取りかえします。

ISBN978-4-413-23101-5 C0030